Familie Sablok

Ayurveda

Nicht der ist gesund, der gut isst, sondern der, der gut verdaut!

Kochen und Heilen

Teil II

Om Namoh Narayan

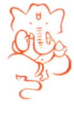

Sita Ram Verlag

Danksagung

Ein besonders großes Dankeschön möchten wir unseren treuen Freunden und gleichzeitig ehrenamtlichen Mitgliedern des Vereines Shree Om Baba Ji e. V. für ihr unermüdliches, fleißiges, liebevolles und humorvolles Engagement aussprechen.

Familie Sablok

ISBN: 978-3-9812796-7-2
2. Auflage 2010

© by Sita Ram Verlag

Inhaltsverzeichnis

Vorwort

Lieber Leser,

wir möchten Sie nicht mit vielen Informationen über die Ayurveda über-
fluten. Das menschliche Gehirn bietet, wie eine Festplatte, Raum für ein
sehr hohes Informationsvolumen. Deshalb ist es umso bedeutsamer, allein
die wichtigsten ausgewählten „Daten" zu speichern. Je voller die Festplatte, desto langsamer ist die Leistung des Computers: So ist es auch mit
unserem Gehirn.

Mit den Rezepten aus unserem Kochbuch, sparen Sie nicht nur an Geld
für die Zutaten der Speisen, sondern auch an Strom bzw. Gas und Zeit.
Durch Verwendung eines Schnellkochtopfs können Sie effizient, schnell
und vitaminschonend kochen. Vielleicht werden Ihnen einige unserer Rezepte mit der landestypischen indischen Küche ähnlich erscheinen.
Der feine Unterschied liegt vor allem darin, dass man sich vor dem Kochen mit einem kleinen Gebet positiv einstimmt. Weiterhin ist die Art der
Zubereitung mit positiven Gedanken, der schonende Kochvorgang sowie
die Gewürzmenge von Bedeutung.

Unsere Familie in Indien lebt schon seit Generationen ayurvedisch. Diese
Rezepte stammen zum größten Teil von unseren Eltern, die ihr Leben
lang in Indien ayurvedisch lebten. Ayurveda ist früher nach dem „Shruti-
und-Smriti-Prinzip" (das Prinzip des Hörens und Merkens) weitergegeben
worden. Jetzt können unsere Kinder, Freunde und Bekannte von der
ayurvedischen Lebensweise profitieren. Wir alle teilen ebenso die erfreuli-
che Erfahrung, dass sich mit der ayurvedischen Ernährung das individuelle
Norm- bzw. Idealgewicht erreichen und auch über Jahre konstant halten
lässt. Deshalb möchten wir auch Ihnen in diesem Buch einige wichtige
Punkte erklären, damit Sie Ayurveda leicht in Ihren Alltag einbringen
können.

Unser Bauch und Kopf sind kein Mülleimer für negatives Essen und negative Gedanken. Durch negatives Denken werden wir kraftlos.
Jeder Mensch benötigt auch eine richtige Ernährung, die zu den richtigen
Zeiten verzehrt wird. Wir möchten Ihnen eine Alternative zu Fast Food,
zu den schnellen Fertigprodukten, die maschinell hergestellt, mit Konser-
vierungsstoffen, Geschmacksverstärkern und Emulgatoren versetzt sind,
bieten.

Ayurveda, die älteste Medizin der Welt, wird aus dem Sanskrit als „das Wissen vom langen Leben", übersetzt. Sie beschränkt sich nicht nur auf die Ernährung. In Ayurveda betrachtet man Körper, Geist und Seele als eine Einheit.

Das Ziel ist es, unsere Leser dazu anzuregen, den eigenen Instinkt zu entwickeln - genauso wie dies ursprünglich in der Ayurveda war. Die Menschen in Indien, die sich ayurvedisch ernähren, haben ein gewisses Grundwissen über Ayurveda. Sie haben aber beim Kochen nie eine Waage gehabt bzw. gebraucht. Sie vertrauten ihrem Instinkt. In den indischen Haushalten gab es auch keine Grammangaben.

Besondere Aufmerksamkeit verdienen die Gewürze. Es ist wichtig zu wissen, welche Wirkung die Gewürze erzeugen und in welchen Mengen diese verwendet werden können, um beispielsweise Wärme erzeugende Gewürze, mit Kälte erzeugenden, auszugleichen. Dieses Wissen war den Indern vertraut und sie konnten immer die richtige Mischung der Gewürze finden.
Genauso sollten auch Sie Ihr natürliches, sensibles Gefühl nach und nach beim Kochen entwickeln (z. B. bei einer Erkältung etwas mehr Nelken nehmen, weil diese Wärme erzeugen bzw. bei Hitze etwas mehr Koriander verwenden, um die Hitze auszugleichen).

Wir haben in diesem Buch auch Grammangaben gemacht, damit Sie mit den Rezepten leichter zurecht kommen. Sollten Sie auch mal ohne Vorlage kochen, bitten wir Sie zu beachten, dass Sie nie zu viele Gewürze verwenden. Oft ist „weniger mehr"! Ein gesundes Maß ist sehr wichtig.
Wir haben bewusst weise Sprüche für Sie ausgewählt, damit Sie bereits beim Lesen unseres Buches positive Nahrung für den Geist erhalten.

Falls Sie Fragen haben, können Sie uns gerne kontaktieren unter:
info@AyurvedaKochen.de (www.AyurvedaKochen.de).

„Ein Buch muss die Axt sein für das gefrorene Meer in uns."
Franz Kafka

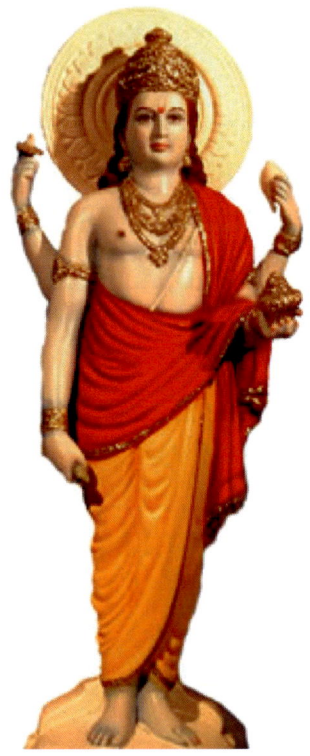

Shree Dhanvantari Ji

Der Legende nach ist Shree Dhanvantari ein Heiliger, der die Wissenschaft der Ayurveda an die von Leid und Krankheit geplagte Menschheit übermittelt hat.

Die drei Doshas

In Ayurveda gibt es fünf Grundelemente:
- Feuer
- Erde
- Wasser
- Luft
- Äther / Raum

Jeder Mensch besteht aus diesen fünf Elementen.
Aus diesen fünf Grundelementen gehen die drei Doshas hervor:

Vata	Pitta	Kapha
Luft	Feuer	Wasser

Jeder Mensch hat alle drei Doshas in sich, wobei eines davon überwiegt, bei einem mehr, beim anderen weniger.
In einem gesunden Körper sollten alle drei Doshas in Harmonie und im Gleichgewicht sein.
Durch schlechte Angewohnheiten, falsche Ernährung, negatives Denken und Stress wird das Gleichgewicht gestört: die Geburt einer Krankheit.

In der Natur haben Luft, Feuer und Wasser sehr viel Kraft. Genauso haben diese Doshas im Menschen auch sehr viel Kraft, die man nicht unterschätzen sollte. Beispielsweise wirkt sich Luft durch Tornados oder Gewitter aus, Feuer durch Waldbrände, die man teilweise schwer unter Kontrolle bekommen kann und Wasser durch Überflutungen.
Diese drei Elemente sowie Äther und Erde sind in jedem Menschen vorhanden. Durch die Meditation kann man ihre Kräfte ausgleichen. Deshalb ist für einen Menschen nichts unmöglich!

Das Gleichgewicht des Körpers kann man durch eine ausgewogene Ernährung, Gewürze, Meditation und ayurvedische Körpermassage halten. Eine ayurvedische Massage löst die Blockaden im Körper. Bei der Massage ist jedoch nicht nur die Technik sehr wichtig, sondern vor allem auch mit welchen Gedanken massiert wird.
Die Konzentration des Masseurs sollte auf die Heilung der Person und das Mantra (die Gebete) gerichtet sein.

Einfachste Merkmale der Doshabestimmung:

Vata Menschen: schlanke Leute, beweglich
Pitta Menschen: Menschen mit roten Backen, gute Verdauung
Kapha Menschen: mollige, träge Personen

Vata - Typ:
- kalt ist Gift für diesen Typ
- keine kalten Speisen und Getränke
- aufpassen mit allen Speisen, die Luft erzeugen,
  Linsen und Bohnen immer mit Gewürzen kochen

Pitta - Typ:
- nicht zuviel Süßigkeiten
- auf Hitze erzeugende Nahrungsmittel aufpassen,
  z. B. Nelken, Mandeln, Honig, usw.

Kapha - Typ:
- nicht unregelmäßig trinken,
  z. B. eine Stunde vor dem Essen nicht trinken,
  es erzeugt noch mehr Kapha
- nach dem Essen ein Stück Gurh mit geröstetem
  Fenchel (s. Seite 98) essen, um das Verdauungsfeuer
  zu aktivieren. Dies ist für alle Typen, insbesondere
  für Kapha-Typen, sehr empfehlenswert

Unsere Rezepte sind, in Maßen gegessen, für alle Konstitutionstypen geeignet.

In Indien gibt es bis heute viele Großfamilien in welchen nicht alle Familienmitglieder den gleichen Konstitutionstyp haben. So kann die Oma beispielsweise Kapha, der Vater Pitta und die Mutter Vata sein. Keine Familie könnte es sich leisten, täglich drei verschiedene Gerichte für jeden Konstitutionstyp zuzubereiten.

Wenn sich der Mensch im Ungleichgewicht befindet bzw. eine Dosha überwiegt, ist es ratsam, ein Menü, auf diese bestimmte Dosha ausgerichtet, zu essen. Für einen Laien ist es sehr schwer, ein Ungleichgewicht auszugleichen. Deswegen empfehlen wir in solchen Fällen den Besuch eines ayurvedischen Arztes.

Sattva-, Raja- und Tamas-Nahrung
Die drei Gunas (Trigunas)

Sattva-Nahrung
Sind frische, vegetarische Nahrungsmittel, Gerichte mit Gebeten und guten Gedanken gekocht und mit Hingabe serviert. Beispielsweise gehören zum Sattva-Essen frische Früchte und Säfte, frisches Gemüse, wertvolle und unbehandelte Nahrungsmittel und Vollkornprodukte. Wie die Ernährung ist, so sind die Gedanken. Wie die Gedanken sind, so sind auch unsere Taten. Wie die Taten sind, so werden die Gewohnheiten (Sanskar: Charakter). Diese Gewohnheiten begleiten uns mehrere Leben.
Sattva-Essen führt u. a. zu Zufriedenheit, Ausgeglichenheit und innerer Ruhe.

Raja-Nahrung
Ist ein Essen um die Geschmackssinne zu befriedigen und bei dem einzelne Geschmacksrichtungen sehr dominieren z. B. sehr Scharfes, Salziges, Saures. Dazu gehören auch Fertiggerichte mit Konservierungsmitteln, Farbstoffen und Geschmacksverstärkern.
Dieses Essen gibt uns wenig Kraft für Körper, Geist und Seele, es werden hauptsächlich die Geschmackssinne befriedigt.
Im Übermaß führt es zu emotionaler Unausgeglichenheit und Reizbarkeit.

Tamas-Nahrung
Alkohol, verdorbenes, altes, verschimmeltes, verbranntes Essen, sehr kalte Speisen, Getränke und Fleisch. Wenn ein Tier selber tot und kraftlos ist, wie kann es uns als Leiche Kraft geben?
Es ist nur eine Frage der Zeit bis eine Krankheit ausbricht.
Tamas-Nahrung verursacht negative Gedanken, die den Menschen leer und kraftlos machen. Ist der Mensch leer und kraftlos wird er schnell wütend und zornig.

Es ist ratsam Sattva–Essen zu bevorzugen, denn wenn wir uns sattvisch ernähren, werden unsere Gedanken, Worte und Taten auch positiv beeinflusst.
Tamas Essen dagegen führt zu negativem Denken, Sprechen und negativen Handlungen.
Input = Output

Warum werden wir krank?

Krankheit ist Disharmonie, Ungleichgewicht im Körper, ausgelöst durch falsche Ernährung, negative Gedanken und mangelnder Glaube.

Viele Menschen reagieren nicht ernsthaft bei Unwohlsein und warten, bis daraus ein großes Problem entsteht, da sie die Prioritäten falsch setzen.
Wir konzentrieren uns oftmals mehr auf die Materialwelt, als auf unsere Gesundheit: ist z. B. unser Auto kaputt rennen wir sofort in die Werkstatt. Hat jedoch der Mensch selbst ein gesundheitliches Problem, vernachlässigt er sich dabei häufig.

Es gibt verschiedene Krankheiten z. B.:
1. Körperliche Krankheit: zurückzuführen auf falsche Ernährung oder mangelnden Schlaf (im Schlaf reinigt und regeneriert sich der Körper)
2. Geistige Krankheit: zurückzuführen auf negative Gedanken (z. B. Depressionen)
3. Seelische und psychische Krankheit: zurückführbar auf mangelnden Glauben und Besessenheit.
    Ein Mensch ist besessen, wenn die Verstorbenen, die nach dem Tod nicht wissen, wohin sie gehen sollen, in den Körper eines lebenden Menschen eindringen (Buchempfehlung: „Besessenheit und Heilung" von Edith Fiore).
4. Umweltkrankheit: durch verschmutzte Umwelt verursachte Krankheiten.
5. Karma Krankheit: verursacht durch unsere Taten in früheren Leben „Was du säst, musst du ernten." Diese Art der Krankheiten kann man am schwierigsten heilen. Der einzige Weg hierfür ist es, einen starken Glauben zu entwickeln und, je nach eigener Religion, zu meditieren.

Egal wie stark der Magen ist, wenn der Verdauungstrakt nicht in Ordnung ist, können auch viele Krankheiten entstehen. Der Verdauungstrakt kann in Ordnung gebracht werden, wenn man zu den richtigen Zeiten isst, eine Stunde vor dem Essen nichts trinkt (s. Seite 17) und sich richtig ernährt. Die Verdauung ist auch von unserem seelischen Zustand abhängig. Je besser wir gelaunt sind, umso besser verdauen wir.

Wenn man in ein Benzinauto Diesel tankt, dann geht das Auto kaputt. So ist es mit unserem Magen. Wenn wir ihm falsche Nahrung geben, dann bekommen wir erste Signale. Nehmen wir diese nicht ernst, kommen mit der Zeit gesundheitliche Probleme.

Die folgenden drei Säulen benötigen im Alltag unsere Aufmerksamkeit:

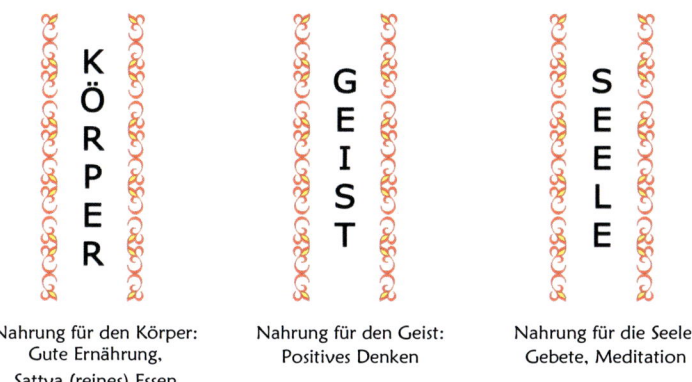

Nahrung für den Körper:
Gute Ernährung,
Sattva (reines) Essen

Nahrung für den Geist:
Positives Denken

Nahrung für die Seele:
Gebete, Meditation

Bei falscher Ernährung wird der Mensch krank (körperliche Krankheit).
„Füttert" man den Geist mit negativen Gedanken, dann wird der Mensch geistig schwach (geistige Krankheit).
Gibt man der Seele keine „Nahrung" wie z. B. Gebete, dann kommt es zu Depressionen und Angstzuständen (seelische/psychische Krankheit; „Psyche" = altgriechisch „Seele").

Beten heißt, sich täglich bei Gott in eigener Art und Weise und in der eigenen Religion zu bedanken. Früher wurde das in Form eines Tischgebetes, beim Erntedankfest oder bei anderen Anlässen, gepflegt.

Körper – Geist – Seele bilden eine Einheit.
Um das Gleichgewicht zwischen Körper, Geist und Seele zu erhalten, ist es ratsam, tagtäglich wachsam bei Ernährung, Denken und Meditation zu sein.

Jeder kann bewusst darauf achten, welcher dieser Punkte vernachlässigt wird. Wenn man sich z. B. richtig ernährt, aber die Seele und den Geist verhungern lässt, entsteht ein Ungleichgewicht. Wenn wir viel meditieren und positiv denken, uns aber falsch ernähren, kommt es wieder zu einem Ungleichgewicht im Körper. Deswegen ist es empfehlenswert, dass jeder im Alltag allen drei Säulen große Aufmerksamkeit schenkt.

Wenn man dies weiß und sich z. B. bei negativem Denken „ertappt", kann man die Disharmonie im Körper wieder ins Gleichgewicht bringen, bzw. die negativen Gedanken ins Positive umwandeln.

Das Gefühl für Glück und Leid steuert unser Kopf.
Falls wir z. B. einen Bus verpassen werden wir zornig, es entsteht Leid.
Wenn wir aber in dieser Situation positiv denken würden, weil es vielleicht gut für uns ist, da wir beispielsweise von einem Unfall verschont wurden, wäre es ein Glück.

Je mehr Wünsche wir haben, desto mehr Leid erfahren wir.
Würden wir unsere Wünsche reduzieren, würde die Hälfte des Leides verschwinden.

❈   ❈   ❈

Es war einmal ein König, der bei einem Unfall einen Finger verlor. Sein Berater freute sich darüber. „Warum lachen Sie?", fragte der König. Der Berater entgegnete: „Wer weiß, wofür das gut ist..." Daraufhin wurde der König sehr zornig und ließ den Berater in den Kerker einsperren.
Eines Tages geriet der König beim Jagen in die Hände von Ureinwohnern (Kannibalen). Diese wollten ihn als Opfergabe bei einem Fest opfern und essen. Kurz vor dem Tod kam der Häuptling der Kannibalen auf ihn zu und rief: „Halt! Wir können ihn nicht opfern! Er ist nicht vollkommen. Sein Finger fehlt!"
Daraufhin wurde der König freigelassen. Glücklich und nachdenklich kehrte er in sein Königreich zurück. Er erinnerte sich an die wahren Worte seines Beraters und stellte fest, dass sein fehlender Finger ihm das Leben gerettet hatte. Voller Reue lief der König zum Kerker, befreite den Berater und bedankte sich bei ihm für seine positive Lehre. Doch eine Frage hatte er noch: „Sag mir, wo liegt das Gute für Dich? Schließlich war ich es, der Dich in den Kerker sperrte und Dich leiden ließ..." Daraufhin meinte der Berater lächelnd: „Das war ein Segen. Sie hätten mich sonst mit auf die Jagd genommen und bei den Kannibalen wäre ich geopfert worden."

Alle Situationen, die uns im ersten Moment negativ erscheinen, haben eine positive Seite: „Wer weiß, wofür das gut ist..."
Sogar Mist kann zu Düngemittel werden, es ist nur eine Frage der Zeit - vorausgesetzt man lässt ihn einige Zeit ruhen.

Wie man Krankheiten vorbeugt

- Grundlegende Ursache für Krankheiten abstellen, durch Änderung seiner eigenen negativen Gedanken, Gewohnheiten und Ernährung.

- Blockaden und Stauungen im Körper beseitigen, z. B. durch Massagen, Meditation und Yoga (z. B. Sonnengruß - s. Seite 20 / Surya Namaskar sowie Atemübungen / Pranayama-Yoga).

- Auf Speisen verzichten, die weder Lebenskraft, noch Nährwert oder Enzyme enthalten. Solche „wertlose Nahrung" verursacht nur die Bildung von Schleim, Giftstoffen und Stauungen, z. B. im Darmtrakt in Form von Verstopfung.

- Den Körper mit den notwendigen Vitaminen, Mineralstoffen, Spurenelementen, ungesättigten Fettsäuren etc. versorgen.

- Regelmäßige innere Reinigung des Körpers, z. B. Darmreinigung (s. „Wie neugeboren durch Darmreinigung" ISBN: 978-3774217096) oder Nasenspülung (Neti, s. Seite 18) durchführen.

- Eine Stunde vor dem Essen nichts trinken (s. Seite 17).

- Zu richtigen Zeiten essen (s. Seite 17).

- Mit Spaß und Humor essen.
  Egal wie gesund man isst, wenn die Speisen mit Zorn gegessen werden, wirkt sich dies negativ auf unsere Gesundheit aus.

- Sattva-Nahrung bevorzugen. Raja- und Tamas-Nahrungsmittel vermeiden.

- Regelmäßige Pranayama Yoga (Atemübungen) ausüben.

„Wer nicht jeden Tag etwas für seine Gesundheit aufbringt, muß eines Tages sehr viel Zeit für die Krankheit opfern."

Sebastian Kneipp

Wie sich positive/negative Gedanken auf die Speisen auswirken

In Ayurveda ist es wichtig, dass mit guten Gedanken gekocht wird. Die daraus entstehende positive Energie überträgt sich beim Kochen auf die Speisen. Gedanken und Worte haben Kraft. Diese Kraft wird ebenfalls beim Kochvorgang auf das Essen übertragen.

Bereits die Wahl der Worte macht den Unterschied. So ist es spürbar, ob man: „ich gebe die Kartoffeln in den Topf" oder „ich schmeiße die Kartoffeln in den Topf" sagt. Leider wird in manchen modernen Kochshows kein besonders großer Wert auf die Wortwahl gelegt...

Herr Masaru Emoto hat dieses Phänomen untersucht und in seinen Büchern (z. B. „Wasserkristalle") beschrieben. Er zeigt in seinen wissenschaftlichen Experimenten, welche grosse Fähigkeit das Wasser habe, Gefühle und Informationen, wie z. B. Gedanken, Wörter, Gebete, Musik zu speichern.

Eine schöne angenehme Wortwahl begünstigt die Entwicklung der Wasserkristalle positiv, wie Herr Emoto später unter dem Mikroskop feststellte. Herr Emoto füllte bei einer Untersuchung dasselbe Wasser in zwei Flaschen auf. Auf die eine klebte er einen Zettel mit dem Wort „Danke", auf die andere einen Zettel mit dem Wort „Dummkopf". Zusätzlich sprach er die beiden Worte in die jeweilige Flasche. Nachdem das Wasser über Nacht gefroren war, konnten die Kristalle untersucht werden.

Bei der Betrachtung kam Unglaubliches zum Vorschein:
Bei dem Wort „Dummkopf" war der Wasserkristall verzerrt, unscharf, ohne klaren Umriss.
Bei dem Wort „Danke" reagierte das Wasser mit der Bildung von einem schönen, klaren, glänzenden Wasserkristall.

(Bilder mit freundlicher Genehmigung vom: Office Masaru Emoto, LLC; s. auch „Wasserkristalle" von Masaru Emoto, ISBN 978-3-936862-90-4, Koha Verlag.)

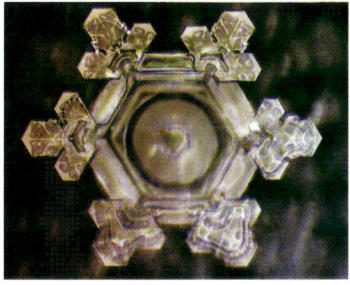

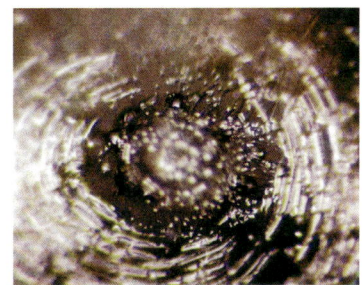

Danke   Dummkopf

Den gleichen Versuch unternahm Herr Emoto mit gekochtem Reis. Dabei wurde für einen Monat dieselbe Menge an gekochtem Reis in zwei Gläser eingefüllt. Auf das eine Glas wurde ein Zettel mit dem Wort „Dummkopf" angebracht, auf das andere ein Zettel mit dem Wort „Danke".
Auch diesmal wurden beide Gläser mit den jeweiligen Worten „besprochen". Nach einem Monat konnte Herr Emoto folgendes beobachten:
Bei dem Wort „Dummkopf" hatte sich der Reis in einen schwarzen, äußerst übel riechenden Klumpen verwandelt.
Bei dem Wort „Danke" hingegen behielt der Reis seine weiße Farbe mit cremiger Konsistenz.

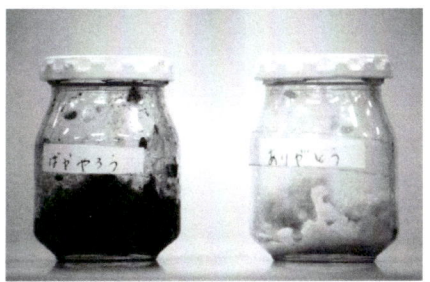

Dummkopf   Danke

Doch nicht nur die Speisen bestehen zum größten Teil aus Wasser, wie z. B. Soßen, Suppen, Getränke, auch unser Körper hat ca. 70% Wassergehalt.

Je positiver die Wahl unserer Gedanken oder des Wortschatzes ist, desto schöner bilden sich die Kristalle; sowohl in den Nahrungsmitteln als auch in unserem Körper. Dies spielt für unsere Gesundheit eine große Rolle.

Warum ist es wichtig, unsere Seele zu pflegen?

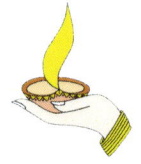

Es war einmal ein Hirsch. Er war sehr stolz auf sein mächtiges Geweih, das er stets bewunderte. Der Hirsch war aber traurig, weil er in seiner Vorstellung dünne hässliche Beine hatte. Oft fragte er sich: „Warum hat mich Gott so geschaffen?"
Eines Tages kam ein Jäger, der den Hirsch stundenlang jagte.
Der Hirsch war über sich erstaunt, wie schnell er doch laufen konnte und entkam dem Jäger. Plötzlich stand ein großes Gebüsch im Weg. Er blieb mit seinem prächtigen Geweih darin hängen.
Der Hirsch kam zur Einsicht, dass er Gott umsonst Vorwürfe über seine dünnen Beine gemacht hatte. „Nicht mein Geweih, auf das ich so stolz war, hat mein Leben gerettet, sondern meine dünnen Beine!", erkannte er und entschuldigte sich bei Gott für seinen falschen Stolz.

So sind wir Menschen: Wir pflegen unseren Körper Tag und Nacht mit teuren Kosmetika, Parfums, Kleidern, usw. und sind sehr stolz auf ihn. Doch die Seele, die alles für uns tut, voll von Weisheit und Kraft ist, diese versorgen wir nicht. Wir lassen sie verhungern.

Was wäre ein Körper ohne Seele? Ohne Seele kann sich der Körper nicht bewegen. Wenn die Seele den Körper verlässt, wird dieser starr: eine Leiche! Eine Leiche kann weder denken noch sich bewegen. Das bedeutet, die heilige Kraft der Seele bewegt unseren Körper.

Nahrung und Pflege der Seele und gleichzeitig des Körpers sind sehr wichtig. Die Nahrung für die Seele sind Gebete, Meditation; für den Körper bedeutet dies u. a. gesunde Ernährung, tägliche Körperpflege, Massagen.

Ohne einen gesunden Körper können wir nicht beten, da wir mit unserer Krankheit beschäftigt sind.
Vernachlässigen wir die Seele, fühlen wir uns kraft- und antriebslos, sehen im Leben keinen Sinn.

Hinweise für den Alltag

- Entschließt man sich auf vegetarische Ernährung umzusteigen, ist es besonders wichtig, sich bewusst und ausgewogen und nicht einseitig zu ernähren; das bedeutet auf eine ausreichende tägliche Zufuhr von Eisen (vorhanden u. a. in Nüssen, Brokkoli, Fenchel), Eiweiß (enthalten z. B. in Hülsenfrüchten und Nüssen) und Vitamin B12 (z. B. in allen Milchprodukten bzw. in fermentierten Produkten, wie Sauerkraut) zu achten.

- Man sollte zu den richtigen Zeiten die Mahlzeiten zu sich nehmen:
  Frühstück: 7:00 – 9:00 Uhr
  Mittagessen: 12:00 – 13:00 Uhr
  Abendessen: 17:00 – 19:00 Uhr

  Warum?
  Zu diesen Zeiten ist unsere Magensäure, die für die Verdauung zuständig ist, aktiv. Wenn man außerhalb dieser Zeiten isst, dann wird das Essen nicht vollständig verdaut. Unser Körper wird teilweise vergiftet. Diese Gifte setzen sich überwiegend in den Gelenken fest. Es kommt zu Gelenkschmerzen und zur Gewichtzunahme.

- Die gleichen Beschwerden bekommen wir, wenn wir eine Stunde vor dem Essen trinken.
  Die Flüssigkeit verdünnt unsere Magensäure, die für die Verdauung zuständig ist. Wenn sie verdünnt ist, verdauen wir nicht richtig.

- Tagtäglich wachsam bei Ernährung, Denken und Meditation sein. Dies stärkt das Gleichgewicht von Körper, Geist und Seele.

- Fleisch und Weißmehl (Nudeln, Brötchen) werden sehr langsam verdaut. Man braucht für die Verdauung mehr Kraft als man durch die Inhaltsstoffe gewinnen kann. Lieber zu Vollkornmehlprodukten greifen.

- Nach jedem Essen ein kleines Stück Gurh mit geröstetem Fenchel (s. Seite 98) essen. Das Verdauungsfeuer wird dadurch aktiviert.

- Nach 20 Uhr sollte nicht mehr gegessen werden, da sich die Inhaltsstoffe in Giftstoffe umwandeln können.

- Hülsenfrüchte sind ein wichtiger Bestandteil der menschlichen Ernährung, insbesondere bei fleischarmer oder vegetarischer Kost. Sie enthalten sehr viele Ballaststoffe, Eiweiß und Kohlenhydrate. Hülsenfrüchte halten lange satt und bringen die Verdauung in Schwung.

- Sojabohnen (bio) sind für Frauen sehr empfehlenswert. Sie wirken sich u. a. positiv bei Wechseljahrproblemen aus.

- Nach dem Aufstehen nicht nur Zähne, sondern auch Zunge reinigen, da sich darauf über Nacht Giftstoffe ablagern. Bitte die Ablagerungen nicht mit einer Zahn- oder Zungenbürste entfernen, sondern einen Zungenschaber aus Silber oder Edelstahl verwenden.

- Nasenspülungen (Neti) vor allem bei Erkältung durchführen. Es befreit die Atemwege von Viren, Bakterien und Schleim. In einem Kännchen etwas Salz in lauwarmem Wasser auflösen und abwechselnd beide Nasenlöcher damit ausspülen.

- Mindestens 3x täglich für ca. 15-20 Min. Meditation ausüben. Es erhöht um das Tausendfache unsere seelische Kraft. Meditation beruhigt unsere Gedanken und unseren Atem (dies wiederum hat eine positive Wirkung auf das Herz-Kreislauf-System).

  Regelmäßige Meditation fördert das Konzentrationsvermögen. Eine Hirnstudie zeigt, dass Menschen, die regelmäßig meditieren, sich nach einer Ablenkung schneller wieder auf ihre vorherige Aufgabe fokussieren können.
  Die Forscher meinen, dass Meditation den Einfluss ablenkender Gedanken begrenzen kann. Davon profitieren könnten Menschen mit Depression, einer Angst– oder Zwangsstörung oder dem Aufmerksamkeitsdefizit-Hyperaktivitätssyndrom (ADHS).
  (Quelle: Teletext Sat 1, Seite 502 vom 7. September 2008)

- Regelmäßige Durchführung von ayurvedischen Körpermassagen. Die Blockaden im Körper werden dadurch gelöst und u. a. das Immunsystem gestärkt.

- Atemübungen (Pranayama Yoga) mindestens 10 Min. täglich:
  Einfache Übung: - Tief durch die Nase einatmen
                     - Luft anhalten
                     - Langsam durch die Nase ausatmen

  Da wir gewöhnlich zu flach atmen, werden die Zellen im Körper
  nicht ausreichend mit Sauerstoff versorgt.
  Durch regelmäßige Atemübungen (Pranayama Yoga) werden, durch
  Zufuhr von Sauerstoff, Spannungen und Schmerzen gelöst. Wie eine
  Kerze ohne Sauerstoff nicht brennen kann, so können auch unsere
  Zellen nicht ohne Sauerstoff existieren. Durch diese kleine Übung,
  kann vielen Krankheiten vorgebeugt werden.

- Positive Gedanken, Humor und Gebete wirken sich auch positiv auf
  unsere Psyche, Verdauung und Gesundheit aus.

- Es ist besonders wichtig vor jedem Kochvorgang und Mahlzeit ein
  Gebet nach dem eigenen Glauben zu sprechen.

- Mit Humor und Freude essen. Egal wie gesund und vitaminreich man
  sich ernährt, es nützt alles nichts, wenn man nicht mit Freude,
  sondern mit Zorn isst (s. Seite 10, Kochbuch Teil I).

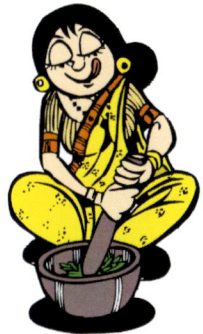

„Das Lächeln, das du aussendest,
kehrt zu dir zurück.“

Indisches Sprichwort

Sonnengruß

Das Sonnengebet wird seit Jahrhunderten in Indien als Gruß und Dank an die Sonne, unsere Lebensspenderin, praktiziert. Um die Sonne dreht sich unser Universum, sie ist diejenige, die unermüdlich Wärme, Licht und Energie an alle Erdbewohner sendet.

Durch den Sonnengruß bringen wir nicht nur unsere Verehrung dar, sondern entspannen und laden alle Energiebahnen, vor allem den Solarplexus, mit neuer Energie.

„Das regelmäßige tägliche Üben erhält den Körper in allen Teilen jung und geschmeidig, lässt kein Ansetzen von Schlacken zu, erhellt den Geist und die Stimmung, schärft die Denkfähigkeit, stärkt das Gedächtnis und wirkt wunderbar heilsam auf den ganzen Körper, auf die Wirbelsäule, den Leib, auf alle Organe und Drüsen, auf den Kreislauf, auf Muskeln, Sehnen, Bänder und Gelenke. Wir haben es bei täglicher Übung nicht nötig, krank zu werden. Stellt sich dennoch eine Krankheit ein - beispielsweise durch törichte Ernährungsweise oder sonstigen Missbrauch - so löschen wir die Keime schon im Beginn aus, ehe sich das Unheil noch hat festsetzen können. Diese Verheißung ist keine Großsprecherei zwecks Werbung, sondern tausendfach erlebte Erfahrung derer, die gewissenhaft üben." (Quelle: Swami Sivananda „Das Sonnengebet" ISBN: 3-7197-0424-6)

Tipp: Atmen Sie abwechselnd ein und aus. Beginnen Sie mit dem Ausatmen.

„Auf den Geist muß man schauen. Denn was nützt ein schöner Körper, wenn in ihm nicht eine schöne Seele wohnt."

Euripides

Die 12 Stellungen des Sonnengrußes

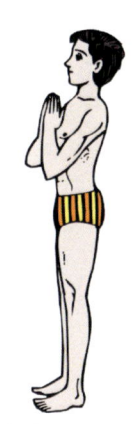

1. Ausatmen

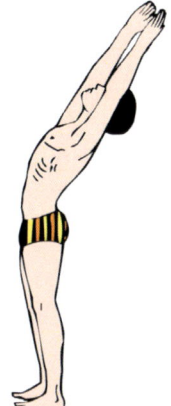

2. Einatmen

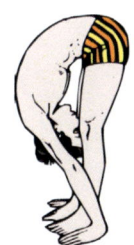

3. Ausatmen

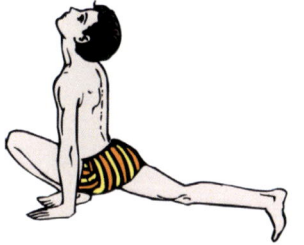

4. Einatmen

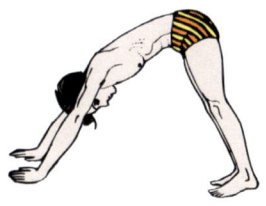

5. Ausatmen

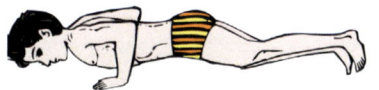

6. Einatmen

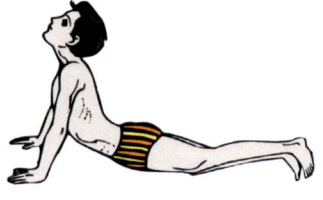

7. Ausatmen

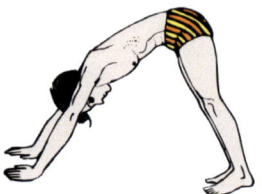

8. Einatmen

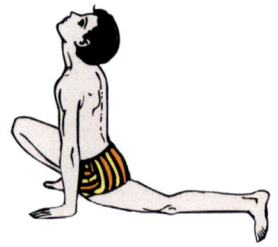

9. Ausatmen

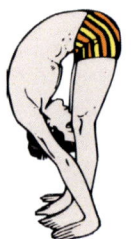

10. Einatmen

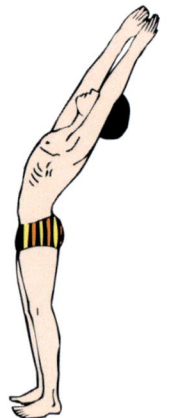

11. Ausatmen

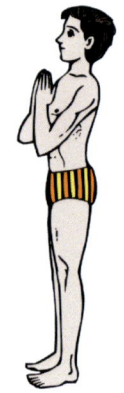

12. Einatmen

Warum vegetarische Ernährung?

- Tierisches Fett erzeugt viel Cholesterin. Das Blut wird dickflüssiger und somit braucht das Herz mehr Kraft um das Blut zu pumpen. Das Blut eines Vegetariers ist dagegen dünnflüssiger.

- Heutzutage sind Tiere häufig mit Medikamenten und Hormonen behandelt.
  Im Jahr 1999 wurden in Europa 4.688 Tonnen Antibiotika bei der Tiermast eingesetzt. Ein Teil dieser Stoffe gelangt mit der Gülle auf die Felder und ins Grundwasser (Quelle: GGB-Gesellschaft für Gesundheitsberatung). Selbstverständlich gelangen diese Stoffe, durch den Verzehr von Fleisch, in den menschlichen Organismus.

- Viele der sogenannten Zivilisationskrankheiten wie Gicht, Diabetes, Bluthochdruck, erhöhter Cholesterinspiegel, Rheuma, Osteoporose bis hin zur Krebserkrankung, sind Folgen einer fehlerhaften Ernährung mit zu hohem Fleischanteil.
  (Quelle: GGB–Gesellschaft für Gesundheitsberatung)

- Die Natur sagt uns durch die Fleischskandale, wie Schweinepest, Rinderwahn oder Vogelgrippe, dass der Fleischverzehr immer mehr unkalkulierbare Risiken mit sich bringt.

- Ein Tier schüttet aus Angst vor dem Sterben für einen Menschen gefährliche und gesundheitsschädliche Stresshormone aus. Diese wirken wie Gift im menschlichen Körper.

- Die Kuh ist ein nützliches Tier. Sie gibt uns Milch, Käse, Butter, Joghurt, Düngemittel und damit auch Brennstoff.
  Ein neugeborenes Kind kann notfalls mit Kuhmilch überleben. Deshalb wird im Hinduismus die Kuh sehr verehrt und sogar auch „zweite Mutter" genannt. Wie kann man ein solch nützliches Tier schlachten?

- Verzicht auf Fleisch hat eine positive Auswirkung auf die Umwelt. Es gibt immer mehr Studien, die belegen, dass z. B. für die Fleischproduktion für einen Hamburger, die gleiche Menge an Getreide verfüttert werden muss, die für drei Laib Brot ausreichen würde.

Für einen Hamburger opfert man fünf Quadratmeter Regenwald
(Quelle: Vier Pfoten, Sustainable Austria – Nachhaltiges Österreich, 13/2000).

In Südamerika wurden in den letzten drei Jahrzehnten mehr als 25% aller tropischen Regenwälder für die Zwecke der Viehzucht abgeholzt.

Ein Kilo Fleisch so klimaschädlich wie 250 Kilometer Autofahrt.
Die Herstellung von einem Kilogramm Rindfleisch ist so klimaschädlich wie eine Autofahrt von 250 Kilometern. Das berichtet das britische Magazin „New Scientist" (Nr. 2613, S. 15) mit Verweis auf japanische Forscher. Das Team von Akifumi Ogino vom Nationalen Institut für Vieh- und Weideforschung in Tsukuba hatte für die Studie Daten einer industriellen japanischen Rinderfarm verwendet.
Der Hauptanteil des Treibhauseffekts der Fleischproduktion gehe jedoch auf Methan zurück, das bei der Verdauung entsteht. Der gesamte Treibhauseffekt von einem Kilogramm Fleisch entspreche dem von 36,4 Kilogramm Kohlendioxid.
Eine schwedische Studie hatte bereits herausgefunden, dass bei Fleisch von Öko-Rindern, die auf der Weide stehen, um 40% weniger Treibhausgase produziert werden als beim Füttern mit Kraftfutter.
Der Originalartikel ist im „Animal Science Journal" (Bd. 78, S. 424) nachlesbar.

Ob man auf Fleischkonsum verzichtet oder auch nicht, soll jeder für sich entscheiden. Es liegt nicht in unserem Sinne, die Menschen davon abzuhalten.
Unser Wunsch ist es, die Menschen aufzuklären, wie sie gesünder und sinnvoller ihr Leben gestalten können. Unsere Familie und viele unserer Freunde haben positive Erfahrungen mit der Ernährungsumstellung gemacht. Durch eine konsequente Umstellung auf die ayurvedische Ernährung, kann eine positive Auswirkung schon nach einer kurzen Zeit festgestellt werden. Der Körper wird widerstandsfähiger z. B. gegenüber Erkältungen, Müdigkeit, Vergesslichkeit, Magenbeschwerden und vielem mehr.

Ein altes deutsches Sprichwort sagt: „Im Magen liegt der Tod". Viele Krankheiten entstehen durch Magenprobleme. Deshalb haben wir es uns zur Aufgabe gemacht, diese Hinweise und Vorschläge an andere Menschen weiter zu geben.

Ist vegetarische Ernährung gesund?

Im Heidelberger Krebsforschungscenter wurde über eine 21-jährige Beobachtungszeit durch Fr. Dr. Jenny Chang-Claude untersucht, ob die vegetarische Ernährung wirklich gesünder ist.

Es wurden 1900 Vegetarier getestet und mit der Allgemeinbevölkerung verglichen. Dabei wurde festgestellt, dass die Lebenserwartung der Vegetarier wesentlich höher als die von der restlichen Allgemeinbevölkerung ist.

	Vegetarier	Allgemein-bevölkerung
Todesfälle	535	909
Todesfälle bei Herz-Kreislauf-Erkrankungen	255	485
Tod durch Krebserkrankung	134	196

(Quelle: Planet Wissen, WDR Köln, Sendung vom 14.08.08)

„Jeder kann wütend werden, das ist einfach.
Aber wütend auf den Richtigen zu sein,
im richtigen Maß, zur richtigen Zeit,
zum richtigen Zweck und auf die richtige Art,
das ist schwer."

Aristoteles

Das Kochen mit dem Schnellkochtopf

Vorteile:

- Schonendes Garen der Speisen
- Vitamine und Nährstoffe bleiben weitgehend erhalten
- Bis zu 70% Zeitersparnis
- Bis zu 50% Energieersparnis und damit Geldersparnis
- In der Regel auf allen Herdarten einsetzbar
- Kein Kochgeruch bzw. Küchendunst
- Umweltfreundlich

(Quelle: Verbraucherinformationssystem Bayern)

Kochweise:

- Rezept schrittweise befolgen
- Deckel vom Schnellkochtopf schließen
- Kochstufe auswählen:
  Beim Kochvorgang wird der Sensor je nach Kochstufe vom Dampf hoch gedrückt
- Ist die Kochstufe erreicht, Topf von der Kochstelle nehmen
- Topf geschlossen lassen, nicht öffnen!
- Wenn der Sensor wieder an seiner Ursprungsposition ist, kann der Deckel geöffnet werden

(Hinweis: Bitte die Gebrauchsanleitung der jeweiligen Hersteller beachten)

„Es ist nicht wenig Zeit, die wir haben,
sondern es ist viel Zeit, die wir nicht nutzen."

Lucius A. Seneca

Küchenutensilien

Gewürzdose (Masala-Dose)

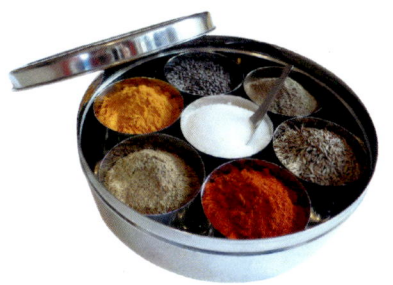

Eine Gewürzdose ist eines der praktischsten Utensilien in der ayurvedischen und indischen Küche. Mit einem Handgriff stellt man sich die Standardgewürze zum Kochen bereit. Sie ermöglicht eine schnelle Zugabe der Gewürze während des Kochens. Nach Gebrauch wird die Gewürzdose mit ihrem Deckel wieder verschlossen, damit die Gewürze vor Feuchtigkeit geschützt werden.

Steinmörser

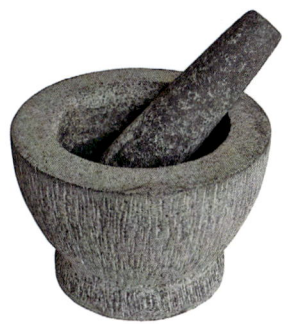

Der Steinmörser ermöglicht es, Gewürze und Kräuter frisch zu zerreiben, um das volle Aroma und die ätherischen Öle dieser zu entfalten. Mit dem massiven Stößel aus Stein eignet sich der Mörser auch für die Zubereitung von Chutneys.

„Es gibt nur ein Anzeichen von Weisheit: gute Laune."

Michel de Montaigne

Hinweise für den Kochvorgang

- Bevor Sie mit dem Kochen beginnen nehmen Sie sich einen Augenblick Zeit, um sich positiv einzustimmen. Dadurch wird die gute Energie auf die Speisen übertragen.
  In der alten ayurvedischen Küche ist es üblich, ein kurzes Dankesgebet zu sprechen, Räucherstäbchen/Weihrauch und eine Ghee- bzw. Öllampe anzuzünden.

- Lassen Sie sich beim Kochen nicht ablenken, z. B. durch Telefonate, negative Nachrichten aus Radio oder Fernsehen usw.

- Der Bratvorgang benötigt Ihre ganze Konzentration.
  Deshalb ist es wichtig, dass dieser nicht unterbrochen wird, da sonst der Geschmack des Gerichtes beeinträchtigt wird.

- Curcuma sollte genau angebraten werden; nicht zu leicht, sonst schmeckt sie bitter, und nicht zu stark, sonst verbrennt sie und verändert den Geschmack des Gerichtes.

  Viele Menschen, die zu unseren Kochseminaren kommen, haben die Rezepte gekocht und sich gewundert, dass das Gericht beim Kochkurs ganz anders geschmeckt hat als zu Hause. Dies liegt daran, dass das Anbraten der Gewürze mit höchster Konzentration geschieht, damit diese richtig angebraten werden: weder zu leicht noch zu stark (mehr Infos in unseren Kochseminaren).

- Empfehlenswert für die Rezepte sind frische Bio-Tomaten. Aufgrund der leichteren Handhabung für die berufstätigen Frauen, haben wir als Alternative Bio-Tomatenmark (aus dem Glas) in unseren Angaben verwendet.

- Gemüse vor jedem Kochvorgang sorgfältig waschen, da es mit Pestiziden belastet sein könnte.

- Die Grundsoße und der Kochvorgang sind bei jedem Gericht ähnlich, lediglich die Gewürze bzw. deren Menge verändern sich. Dennoch schmeckt jedes Gericht anders.

Kochrezepte

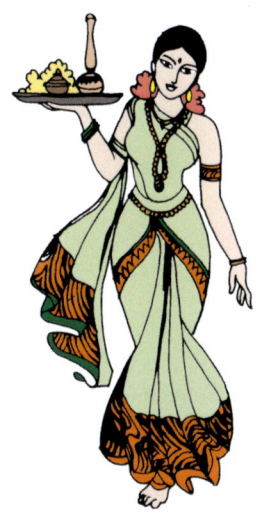

„Ein guter Koch ist ein guter Arzt.“

unbekannt

Reis mit Bockshornkleesamen
Methe-Reis

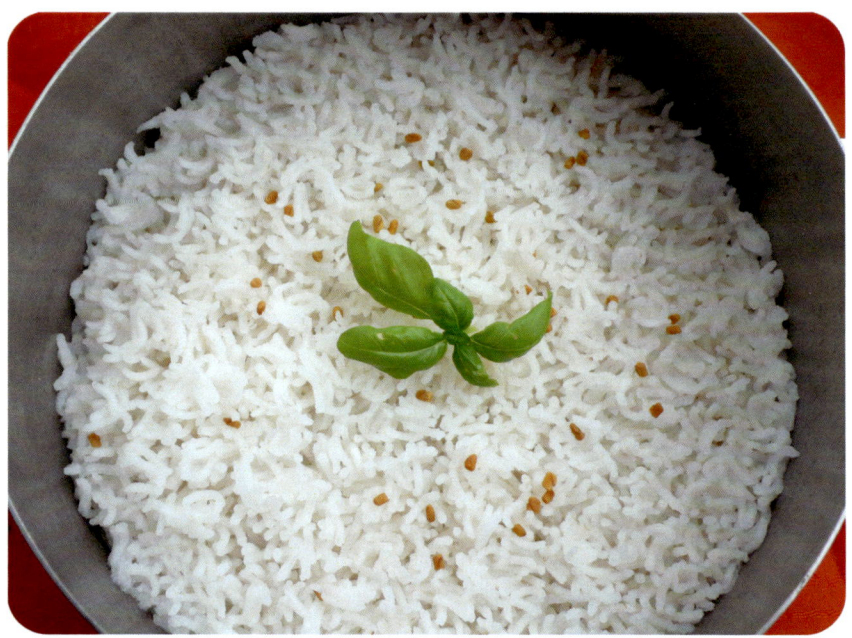

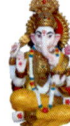

Schon gewusst?

Bockshornkleesamen (*Familie: Hülsenfrüchtler*) wirken der Ver-
fettung der Leber entgegen, beeinflussen den Stoffwechsel positiv
und bekämpfen Arterienverstopfung. Die Samen helfen als Begleit-
medikation auch bei Diabetes mellitus. Sie bewirken nachweislich
eine Senkung des Blutzuckers und des LDL-Cholesterins.
(Quelle: Wikipedia.org)

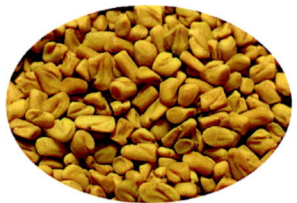

Bockshornkleesamen (Methe)

*„Alle Menschen sind klug - die einen vorher,
die anderen nachher."*

Voltaire

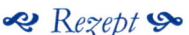

❧ Rezept ❧

Zutaten für ca. 5 Personen:

- 2 Tassen Reis (Basmati)
- 4 ¼ Tassen Wasser
- 1 ½ TL Ghee (geklärte Butter)
  oder Pflanzenöl

Gewürze:

- ca. ⅓ TL Methe
  (Bockshornkleesamen)
- 2 ½ TL Himalaya-Salz
  (gestrichen)

- Reis mit Wasser waschen und im Wasser 30 Min. einweichen lassen
- In einem 2 Liter Topf Ghee bzw. Pflanzenöl leicht erhitzen
- Methekerne hinzufügen und kurz anbraten
- Eingeweichten Reis mit dem Wasser hinzufügen *(Vorsicht: es spritzt!)*
- Salz dazugeben
- Reis zugedeckt mit einem **Deckel ohne Loch** kochen
- Wenn das gekochte Reiswasser unter dem Deckel leicht zu sehen ist, sofort den Topf auf die kalte Platte stellen

Bitte den Topf nicht mehr öffnen!

- So kocht der Reis schonend im Dampf
- Nach ca. 30 Min. den Deckel für ca. 3 Min. leicht kippen, damit der überschüssige Dampf langsam aus dem Topf entweicht. In dieser Zeit quillt der Reis noch mehr

Tipp: Mit Gemüse oder Hülsenfrüchten servieren.

*„Gehe Wege, die noch keiner ging,
damit du Spuren hinterlässt, und nicht nur Staub."*

Antoine de Saint- Exupéry

Gebratener Reis

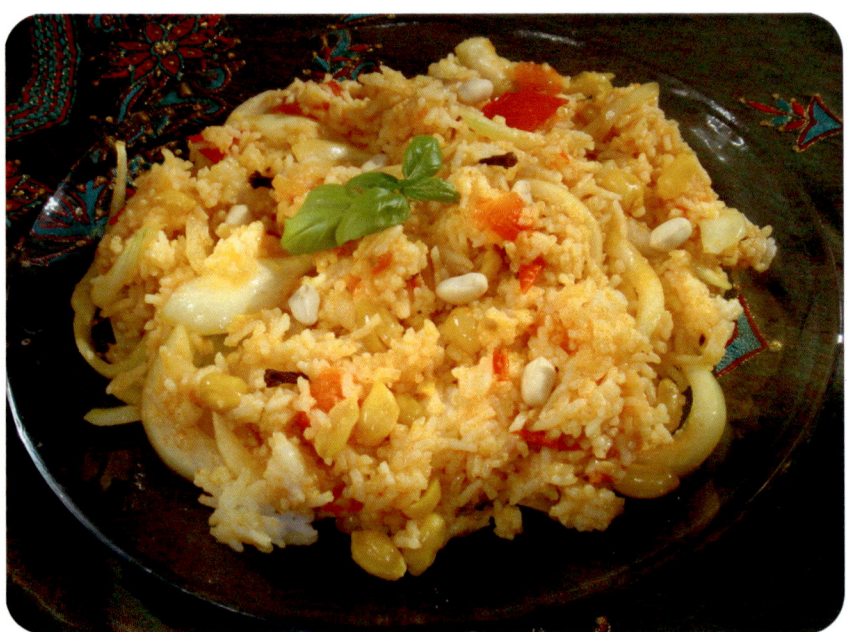

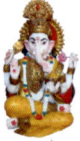

Schon gewusst?

Reis bedeutet aus dem Sanskrit (der ältesten Sprache der Welt) übersetzt „Ernährer der Menschheit". (Quelle: Forum Naturheilkunde)
Weißreis: Reiskörner, die nach der Ernte poliert bzw. geschliffen wurden. Beim Schleifen werden zusätzlich das sog. Silberhäutchen sowie der Keim abgetrennt. Im Silberhäutchen sind viele Vitamine, Mineralstoffe und Ballaststoffe enthalten, die bei dieser Prozedur verlorengehen.
Naturreis (Braunreis): nicht polierter Reis, mit Silberhäutchen und allen zuvor erwähnten Inhaltsstoffen - muß allerdings länger eingeweicht und gekocht werden.

„Allah behütet dein Kamel, aber zuerst binde es an einen Baum."

Aus dem Koran

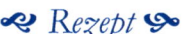

❧ *Rezept* ❧

Zutaten für ca. 5 Personen:

- 2 Tassen Basmatireis
- 1 Zwiebel
- 2 Tomaten
- 1 Knoblauchzehe
- 6 g Ingwer
- 4 EL Erdnüsse
- ca. ½ Tasse Wasser

Gewürze:

- ⅓ TL Kreuzkümmel
- ⅓ TL Gelbwurz (Curcuma)
- ⅕ TL Kardamom
- ⅕ TL Pfeffer
- 2 Nelken
- ½ TL Paprika
- 1 TL Himalaya Salz

- Reis waschen, einweichen (4 ¼ Tassen Wasser), salzen (2 ½ TL) und kochen (s. Seite 30, ohne Methekerne)
- Zwiebel schälen und in Streifen schneiden
- Ingwer schälen und klein würfeln
- Tomaten klein schneiden
- In etwas Öl Knoblauch pressen und Ingwer leicht anbraten
- Alle Gewürze und halbierte Erdnüsse hinzufügen
- Alles zusammen leicht anbraten bis Curcuma ihre Farbe verändert
- Tomaten hinzugeben und zugedeckt leicht andünsten bis sie zerfallen
- Zwiebelstreifen hinzufügen und nur kurz anbraten
- Wasser dazugeben und den vorgekochten Reis untermengen
- Falls erwünscht mit frischen Korianderblättern garnieren

Tipp: Hierfür kann bereits gekochter Reis, der von einer vorherigen Mahlzeit übrig geblieben ist, verwendet werden.

Mit Naturjoghurt oder Raita (Joghurt-Dip, s. Seite 78) servieren.

„Bei den meisten Erfolgsmenschen ist der Erfolg größer als die Menschlichkeit."

Daphne du Maurier

Gebratener Curcumareis

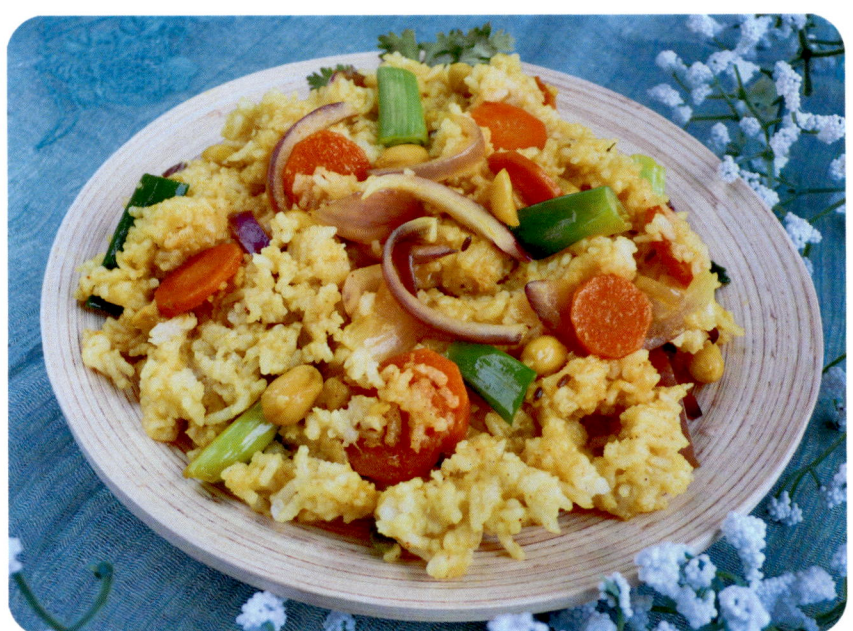

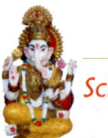

Aufgrund seiner Armut an Natrium eignet sich Reis zur Entwässerung des Körpers bei Übergewicht und Bluthochdruck.
(Quelle: Wikipedia.org)
Basmati-Reis: gehört zu den feinsten Langkornreissorten und kocht wie diese körnig und locker.
Schnellkochreis ist lt. Verbraucherdienst „Weißreis, der gegart und wieder getrocknet wurde". Da wird der Reis unter Druck oder Infrarotstrahlen mit Alkohol durchweicht, um dem gehetzten Verbraucher das „mühsame" Kochen von Reis zu erleichtern (lt. Patent). (Quelle: Wohl bekomm's!, Was Sie vor dem Einkauf über Lebensmittel wissen sollten, Udo Pollmer)
Anmerkung des Autors: Schnellkochreis ist nicht empfehlenswert.

„Es ist besser in einer Wüste wach zu sein,
als in einem Paradies zu schlafen."

Waldemar Bonsels

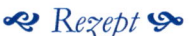

❧ *Rezept* ❧

Zutaten für ca. 5 Personen:

- 2 Tassen Basmatireis
- 1 Zwiebel
- 3 Frühlingszwiebeln
- 3 Karotten
- 1 Knoblauchzehe
- 6 g Ingwer
- 4 EL Erdnüsse
- ca. ½ Tasse Wasser

Gewürze:

- ¾ TL Gelbwurz (Curcuma)
- ¼ TL Pfeffer
- 1 TL Himalaya Salz

- Reis waschen, einweichen (4 ¼ Tassen Wasser), salzen (2 ½ TL) und kochen (s. Seite 30, ohne Methekerne)
- Zwiebel schälen und in Streifen schneiden
- Frühlingszwiebeln waschen und in Stücke schneiden
- Ingwer schälen und klein würfeln
- Karotten schälen und in Scheiben schneiden
- Halbierte Erdnüsse in etwas Öl leicht anbraten
- Karotten leicht anbraten
- Knoblauch hineinpressen und Ingwer anbraten
- Alle Gewürze hinzufügen und leicht anbraten bis Curcuma ihre Farbe verändert
- Zwiebel und Frühlingszwiebeln hinzufügen und nur kurz anbraten
- Wasser dazugeben und den vorgekochten Reis untermengen
- Falls erwünscht mit frischen Korianderblättern garnieren

Tipp: Hierfür kann bereits gekochter Reis, der von einer vorherigen Mahlzeit übrig geblieben ist, verwendet werden.

Mit Naturjoghurt oder Raita (Joghurt-Dip, s. Seite 78) servieren.

„Hohe Bildung kann man dadurch beweisen, dass man die kompliziertesten Dinge auf einfache Art zu erläutern versteht."

Bernard Shaw

Zitronenreis

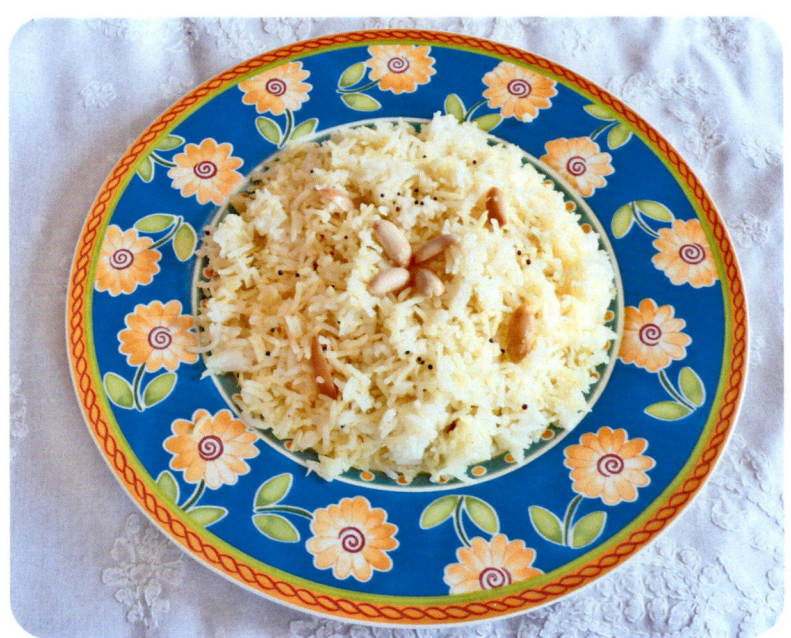

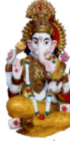

„Die Erkenntnis der eigenen Unwissenheit ist der erste Schritt zum Wissen!"

Benjamin Disraeli

❧ *Rezept* ❧

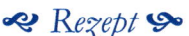

Zutaten für ca. 5 Personen:

- 500 g Reis
- 4 geschälte Mandeln
- 2 EL Erdnüsse
- 3 EL Kokosraspeln
- Saft aus 1 ½ Zitronen
- 1 L Wasser
- 2 ½ EL Ghee

Gewürze:

- ⅓ TL schwarze Senfkörner
- ¼ TL Gelbwurz (Curcuma)
- ¼ TL Kardamom
- 3 Nelken
- 3 Safranfäden
- 2 ⅓ TL Himalaya Salz

- Reis waschen und im Wasser für ca. 30 Min. einweichen
- Reis absieben und das Wasser auffangen
- Safranfäden separat in einem Schuss warmem Wasser ein paar Minuten einweichen lassen
- Mandeln in kleine Stücke schneiden und Erdnüsse halbieren
- In einem Topf Ghee warm werden lassen und Senfkörner, Gelbwurz, Kardamom und Nelken leicht anbraten
- Kurz darauf Mandelstückchen und Erdnüsse dazugeben und kurz mit anbraten
- Reis ohne Wasser hinzufügen und kurz mit anbraten
- Kokosraspeln untermengen
- Das aufgefangene Wasser, Zitronensaft, Safranfäden mit ihrem Einweichwasser und Salz dazugeben
- Alles umrühren
- Reis zugedeckt mit einem **Deckel ohne Loch** kochen
- Wenn das gekochte Reiswasser unter dem Deckel leicht zu sehen ist, sofort den Topf auf die kalte Platte stellen

Bitte den Topf nicht mehr öffnen!

- So kocht der Reis schonend im Dampf
- Nach ca. 30 Min. den Deckel für ca. 3 Min. leicht kippen, damit der überschüssige Dampf langsam aus dem Topf entweicht. In dieser Zeit quillt der Reis noch mehr
- Vor dem Servieren den Reis lockern und falls erwünscht frische Korianderblätter beimengen

Tipp: Mit Gemüse oder Hülsenfrüchten servieren.

Indisches Fladenbrot
Chapati

Zutaten:
- 1 kg Dinkelvollkornmehl
- ca. 600 ml lauwarmes Wasser

Gewürze:
- 1 ½ TL Salz
- ⅓ TL Ajuwan (Königskümmel)

Teigzubereitung:

1.
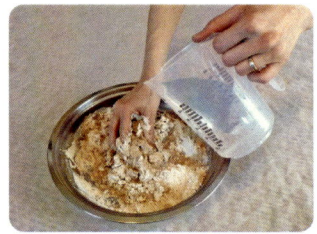

- Bitte gründlich Hände waschen
- Mehl, Salz und Ajuwan in einer großen Schüssel vermengen
- Nach und nach Wasser dazugeben und gleichzeitig kneten

2.
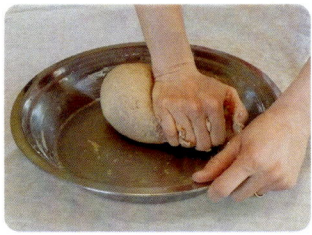

- Solange kneten bis ein glatter, geschmeidiger Teig entsteht

3.
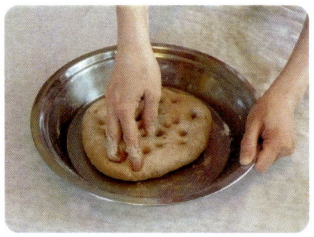

- Mit den Fingern leicht Löcher eindrücken und etwas Wasser darüber träufeln
- Schüssel mit einem feuchten Tuch abdecken
- Ca. 30 Min. ruhen lassen

4.
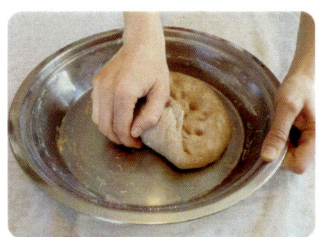

- Danach den Teig noch einmal durchkneten

Zubereitung der Chapati:

- Eine Pfanne mit niedrigem Rand oder Crepepfanne vorheizen
- Die gewünschte Menge an Chapati in Kugeln formen
  (ca. 4 cm Durchmesser)

1.

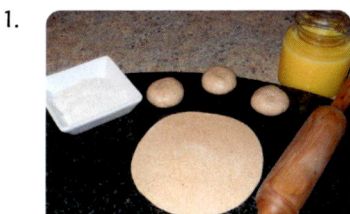

- Erste Kugel nun leicht flach andrücken und im Mehl wälzen
- Dünnen, runden Fladen mit einem Nudelholz auswalken (ca. 15 cm Durchmesser)

2.

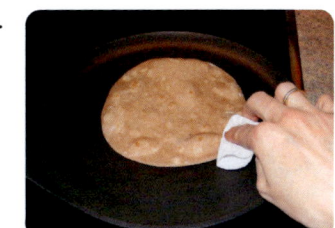

- Auf die vorgewärmte Pfanne legen und warten bis sich die Farbe der Oberfläche ändert
- Chapati wenden

3.

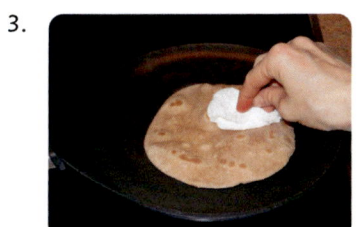

- Ränder mit einem Tuch leicht andrücken (damit diese „durch" sind)

4.

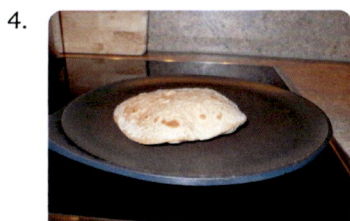

- Wenden und mit einem Tuch die Chapati großflächig an die Pfanne drücken
- Chapati geht auf wie ein „Luftkissen"

- Fertige Chapati in einen Warmhaltebehälter legen und mit etwas Ghee bestreichen
- Den Vorgang wiederholen, bis alle Chapati gebraten sind

Bitte beachten: Jeweils jede zweite Chapati mit Ghee bestreichen und mit der bestrichenen Seite nach oben legen. Es wird folglich nur eine Seite und nicht beide Seiten der Chapati mit Ghee eingefettet, sodass die Hände beim Essen nicht fettig werden.

Gelbe und rote Linsen mit Kreuzkümmel
Jeera-Dal

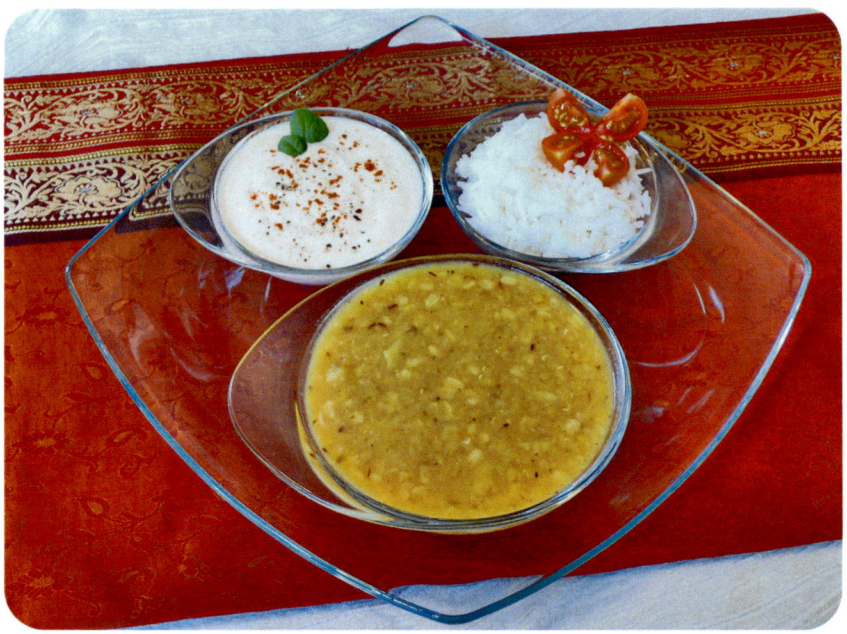

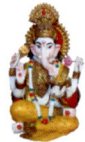

Schon gewusst?

Rote Linsen *(Familie: Hülsenfrüchtler)* haben die besondere Eigenschaft Säuren zu neutralisieren. Linsen eignen sich sehr gut für schwächliche, nervöse, blutarme sowie mangelernährte Personen.

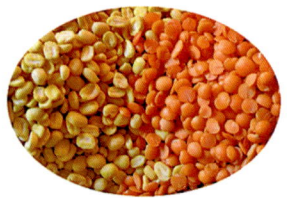

Gelbe & rote Linsen
(Masoor- & Mungdal)

„Jeder Fehler erscheint unglaublich dumm,
wenn andere ihn begehen."

G.C. Lichtenberg

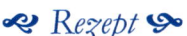

Rezept

Zutaten für ca. 6 Personen:

- 500 g Linsen
- 2 Knoblauchzehen
- ca. 2 ½ L Wasser
- frische Korianderblätter

Gewürze:

- 2 TL Kreuzkümmel (asiatischer Kümmel; im Mörser leicht anstoßen)
- ⅓ TL Gelbwurz (Curcuma)
- ⅓ TL Pfeffer
- 1 ½ TL roter, süßer Paprika
- ½ TL Garam Masala
- 4 TL Himalaya Salz (gestrichen)
- 1 Prise Asafötida
- ½ TL Amchur (Mangopulver)

- Linsen waschen und für ca. 1 Stunde in einem Topf im Wasser einweichen
- Gewürze außer Kreuzkümmel, Garam Masala, Asafötida und Amchur hinzugeben
- Knoblauch schälen, durch eine Knoblauchpresse drücken und in die Linsen geben
- Topf schließen und zusammen kochen
- In eine Pfanne etwas Ghee bzw. Pflanzenöl hineingeben und erhitzen
- Kreuzkümmel hinzufügen und dunkelbraun anbraten (nicht verbrennen!)
- Wenn die Linsen gar sind, den gebratenen Kreuzkümmel unterrühren
- Garam Masala, Amchur und evtl. eine Prise Asafötida dazugeben
- Falls erwünscht mit frischen Korianderblättern verfeinern
- Den Topf zügig zudecken, damit sich die ätherischen Öle im Dampf entfalten können

Tipp: Linsen mit Reis bzw. Chapati (Fladenbrot) oder Vollkornbrot servieren.

„Der sittliche Mensch liebt seine Seele, der gewöhnliche sein Eigentum."

Konfuzius

Schwarze Linsen
Urid-Dal

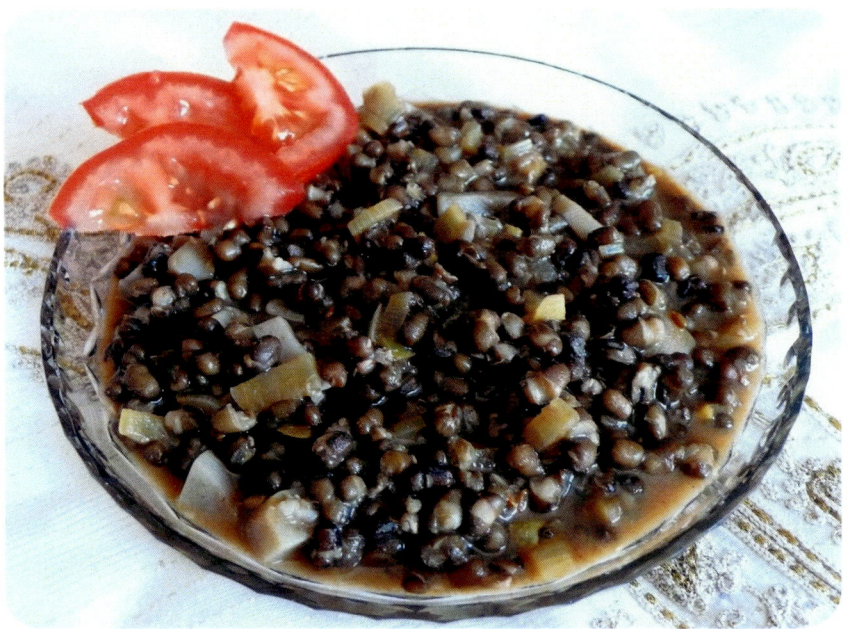

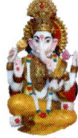

Schon gewusst?

Linsen (*Familie: Hülsenfrüchtler*) sind dank ihres hohen Gehalts an Eiweiß und Kohlenhydraten besonders nahrhaft. Besonders reich sind sie auch an Ballast- und Mineralstoffen vor allem Kalium, Magnesium, Eisen, Zink, Kupfer und Mangan.
(Quelle: Brockhaus, Ernährung: Gesund essen, bewusst leben)

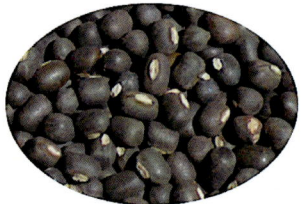

Schwarze Linsen (Urid-Dal)

*„Was man mit Gewalt gewinnt,
kann man nur mit Gewalt behalten."*

Mahatma Gandhi Ji

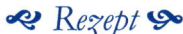
Rezept

Zutaten für ca. 6 Personen:

- 500 g schwarze Linsen
- 2 mittelgroße Kartoffeln
- 2 Zwiebeln
- 13 g Ingwer
- 3 Knoblauchzehen
- 2 ½ EL Bio-Tomatenmark
- 2 L Wasser
- Senföl

Gewürze:

- 1 TL Kreuzkümmel (asiatischer Kümmel; im Mörser leicht anstoßen)
- ⅓ TL Gelbwurz (Curcuma)
- ½ TL Korianderpulver
- ¼ TL Pfeffer
- 1 ⅓ TL süßer, roter Paprika
- 3 ½ TL Himalaya Salz (bzw. nach Bedarf)
- ½ TL Garam Masala
- 1 Prise Asafötida

- Linsen waschen und ein paar Stunden oder über Nacht im Wasser in einem Schnellkochtopf einweichen
- Am nächsten Tag Kartoffeln schälen und in kleine Würfel schneiden
- Kartoffeln zu den eingeweichten Linsen hinzufügen
- Knoblauch hineinpressen und mit den Linsen zusammen kochen
- Ingwer und Zwiebeln schälen und klein würfeln
- In eine Pfanne etwas Senföl geben und erhitzen
- Die vorgewürfelten Zwiebeln hinzufügen und glasig anbraten
- Vorgewürfelten Ingwer beimengen
- Oben genannte Gewürze ohne Garam Masala und Asafötida dazugeben
- Alles zusammen leicht anbraten, bis Curcuma ihre Farbe verändert
- Tomatenmark und einen Schuss Wasser hinzufügen
- Zugedeckt ca. 30 Sek. zusammen anbraten
- Herd ausschalten
- Anschließend in die Soße Garam Masala und Asafötida hinzufügen
- Falls erwünscht mit frischen Korianderblättern verfeinern
- Die Pfanne zügig zudecken, damit sich die ätherischen Öle im Dampf entfalten können
- Wenn der Sensor vom Schnellkochtopf unten ist und die Linsen gar sind, Linsen leicht stampfen und die gebratene Soße aus der Pfanne in den Schnellkochtopf untermengen

Tipp: Linsen mit Reis bzw. Chapati (Fladenbrot) oder Vollkornbrot und mit etwas Joghurt-Dip, s. Seite 78 servieren.

Tellerlinsen

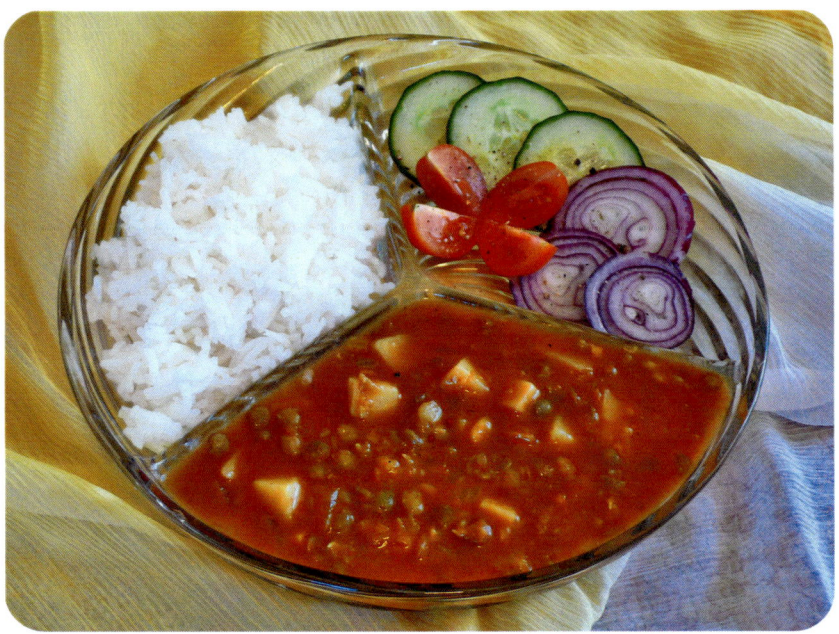

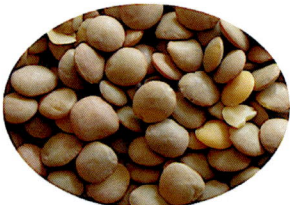

Schon gewusst?

Hülsenfrüchte sind ein wichtiger Bestandteil unserer Ernährung, insbesondere bei vegetarischer Kost. Sie enthalten sehr viele Ballaststoffe, Eiweiß und Kohlenhydrate.
Hülsenfrüchte halten lange satt und bringen die Verdauung in Schwung.

Tellerlinsen

„Man soll schweigen oder Dinge sagen, die noch besser sind als das Schweigen."

Pythagoras von Samos

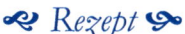

❧ *Rezept* ❧

Zutaten für ca. 6 Personen:

- 400 g Linsen
- 300 g Kartoffeln
- 3 Knoblauchzehen
- 9 g Ingwer
- 2 Zwiebeln
- 2 ½ EL Bio-Tomatenmark
- frische Korianderblätter
- ca. 2 L Wasser

Gewürze:

- 1 TL Kreuzkümmel (asiatischer Kümmel; im Mörser leicht anstoßen)
- ¼ TL Senfkörner
- ⅓ TL Gelbwurz (Curcuma)
- ⅓ TL Pfeffer
- 2 TL roter, süßer Paprika
- ½ TL Garam Masala
- 3 ½ TL Himalaya Salz (gestrichen)
- 1 Prise Asafötida

- Linsen waschen und ca. 1 Stunde in der vorgegebenen Wassermenge in einem Schnellkochtopf einweichen
- Kartoffeln schälen und in kleine Würfel schneiden
- Kartoffeln zu den Linsen hinzufügen und alles zusammen kochen
- Knoblauch, Ingwer, Zwiebeln schälen
- Ingwer und Zwiebeln klein würfeln
- In eine Pfanne etwas Pflanzenöl hineingeben und erhitzen
- Die vorgewürfelten Zwiebeln hinzufügen und glasig anbraten
- Vorgewürfelten Ingwer hinzufügen
- Knoblauch durch die Knoblauchpresse drücken und in das Öl geben
- Oben genannte Gewürze, außer Garam Masala und Asafötida, dazufügen
- Alles zusammen leicht anbraten, bis Curcuma ihre Farbe verändert
- Tomatenmark und einen Schuss Wasser hinzufügen
- Zugedeckt ca. 30 Sek. zusammen anbraten
- Herd ausschalten
- Anschließend in die Soße Garam Masala und Asafötida hinzufügen
- Falls erwünscht mit frischen Korianderblättern verfeinern
- Die Pfanne zügig zudecken, damit sich die ätherischen Öle im Dampf entfalten können
- Wenn der Sensor vom Schnellkochtopf unten ist und die Linsen gar sind, die gebratene Soße aus der Pfanne in den Schnellkochtopf unterrühren

Tipp: Linsen mit Reis bzw. Chapati (Fladenbrot) oder Vollkornbrot servieren.

Bunte Feuerbohnen

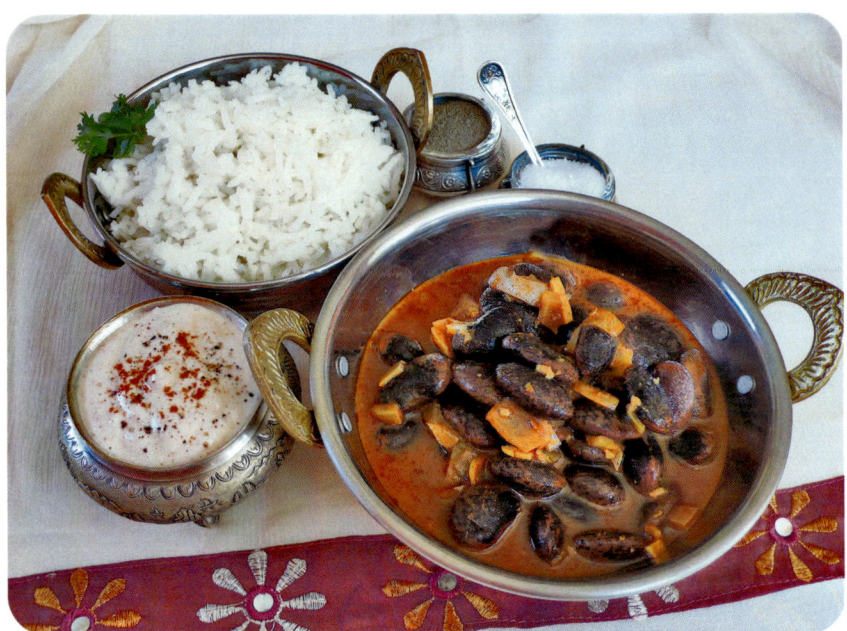

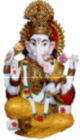

Schon gewusst?

Bohnen (*Familie: Hülsenfrüchtler*) sind nicht nur für unsere Gesundheit sehr wertvoll, sondern auch gut sättigend. Blähungen, die durch die Hülsenfrüchte entstehen können, werden durch die richtige Anwendung der Gewürze verhindert. Durch das Einweichen der trockenen Hülsenfrüchte können Sie sich an stark quellenden Bohnen, Linsen und Kichererbsen sowie geringem Energieverbrauch durch verkürzte Garzeit erfreuen.

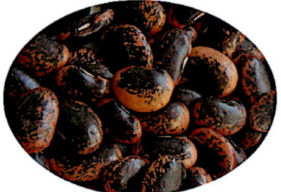

Bunte Feuerbohnen /
Riesenbohnen

*„Für verlorene Gelegenheiten
gibt es kein Fundbüro."*

(unbekannt)

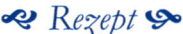

Rezept

Zutaten für ca. 6 Personen:

- 500 g Bohnen
- 2 Zwiebeln
- 2 Knoblauchzehen
- 9 g Ingwer
- 2 ¾ EL Bio-Tomatenmark
- frische Korianderblätter
- ca. 1 ½ L Wasser

Gewürze:

- ¾ TL Kreuzkümmel (asiatischer Kümmel; im Mörser leicht anstoßen)
- ¼ TL Senfkörner
- ⅓ TL Gelbwurz (Curcuma)
- ½ TL Koriander (gemahlen)
- ⅓ TL Pfeffer
- 1 ½ TL roter, süßer Paprika
- ½ TL Garam Masala
- 3 ½ TL Himalaya Salz (gestrichen)
- 1 Prise Asafötida

- Bohnen waschen und über Nacht im Wasser in einem Schnellkochtopf einweichen
- Am nächsten Tag kochen
- Knoblauch, Ingwer, Zwiebeln schälen
- Ingwer und Zwiebeln klein würfeln
- In eine Pfanne etwas Pflanzenöl hineingeben und erhitzen
- Die vorgewürfelten Zwiebeln hinzufügen und glasig anbraten
- Vorgewürfelten Ingwer dazugeben
- Knoblauch durch Knoblauchpresse drücken und in das Öl geben
- Oben genannte Gewürze, außer Garam Masala und Asafötida, hinzufügen
- Alles zusammen leicht anbraten, bis Curcuma ihre Farbe verändert
- Tomatenmark und einen Schuss Wasser hinzufügen
- Zugedeckt ca. 30 Sek. zusammen anbraten
- Herd ausschalten
- Anschließend in die Soße Garam Masala und Asafötida hinzufügen
- Falls erwünscht mit frischen Korianderblättern verfeinern
- Die Pfanne zügig zudecken, damit sich die ätherischen Öle im Dampf entfalten können
- Wenn der Sensor vom Schnellkochtopf unten ist und die Bohnen gar sind, die gebratene Soße aus der Pfanne in den Schnellkochtopf unterrühren

Tipp: Bohnen mit Reis bzw. Chapati (Fladenbrot) oder Vollkornbrot und mit etwas Raita (Joghurt-Dip) servieren.

Weiße Bohnen

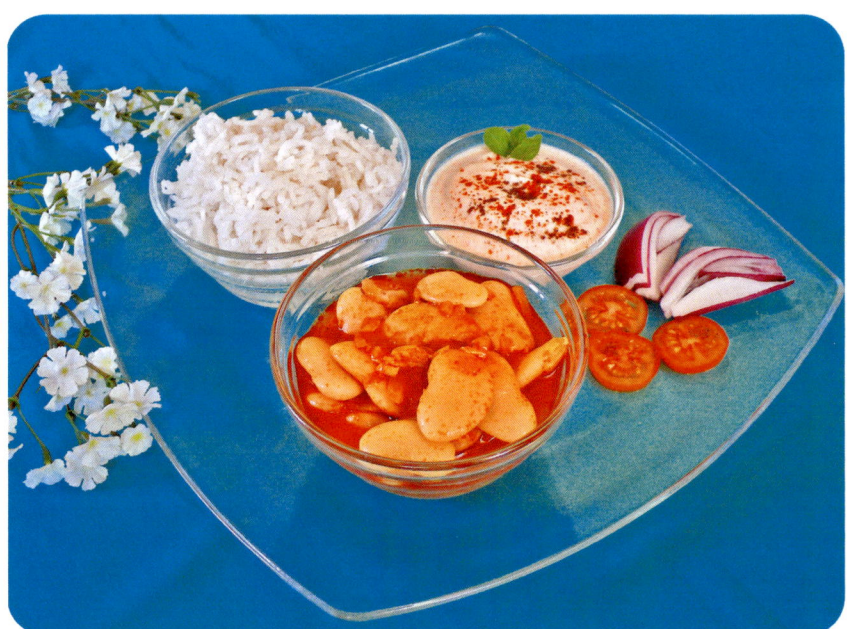

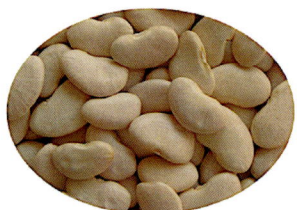

Schon gewusst?

Bohnen (*Familie: Hülsenfrüchtler*) sind reich an Stärke und Proteine. Sie enthalten größere Mengen der Mineralstoffe Calcium, Kalium, Magnesium und Eisen, sowie der Vitamine B2, B6, C, E, Provitamin A (Betacarotin) und Folsäure. (Quelle: wikipedia.org)

Weiße Riesenbohnen

„Mancher lehnt eine gute Idee bloß deshalb ab, weil sie nicht von ihm ist.“

Luis Bunuel

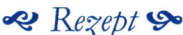

Rezept

Zutaten für ca. 6 Personen:

- 500 g weiße Bohnen
- 2 Zwiebeln
- 3 Knoblauchzehen
- 9 g Ingwer
- 2 ½ EL Bio-Tomatenmark
- ca. 1 ¾ L Wasser

Gewürze:

- 1 TL Kreuzkümmel (asiatischer Kümmel; im Mörser leicht anstoßen)
- ⅓ TL Gelbwurz (Curcuma)
- ⅓ TL Pfeffer
- ½ TL Koriander (gemahlen)
- ⅓ TL Senfkörner
- 1 ½ TL roter, süßer Paprika
- ½ TL Garam Masala
- 3 ½ TL Himalaya Salz (gestrichen)
- 1 Prise Asafötida

- Bohnen waschen und über Nacht im Wasser in einem Schnellkochtopf einweichen
- Am nächsten Tag kochen
- Knoblauch, Ingwer, Zwiebeln schälen
- Ingwer und Zwiebeln klein würfeln
- In eine Pfanne etwas Pflanzenöl hineingeben und erhitzen
- Die vorgewürfelten Zwiebeln hinzufügen und glasig anbraten
- Vorgewürfelten Ingwer hinzugeben
- Knoblauch durch Knoblauchpresse drücken und in das Öl geben
- Oben genannte Gewürze, außer Garam Masala und Asafötida, dazufügen
- Alles zusammen leicht anbraten, bis Curcuma ihre Farbe verändert
- Tomatenmark und einen Schuss Wasser hinzufügen
- Zugedeckt ca. 30 Sek. zusammen anbraten
- Herd ausschalten
- In die Soße Garam Masala und Asafötida dazufügen
- Falls erwünscht mit frischen Korianderblättern verfeinern
- Die Pfanne zügig zudecken, damit sich die ätherischen Öle im Dampf entfalten können
- Wenn der Sensor vom Schnellkochtopf unten ist und die Bohnen gar sind, die gebratene Soße aus der Pfanne in den Schnellkochtopf unterrühren

Tipp: Bohnen mit Reis bzw. Chapati (Fladenbrot) oder Vollkornbrot und mit etwas Raita (Joghurt-Dip) servieren.

Trockene Kichererbsen
Chana

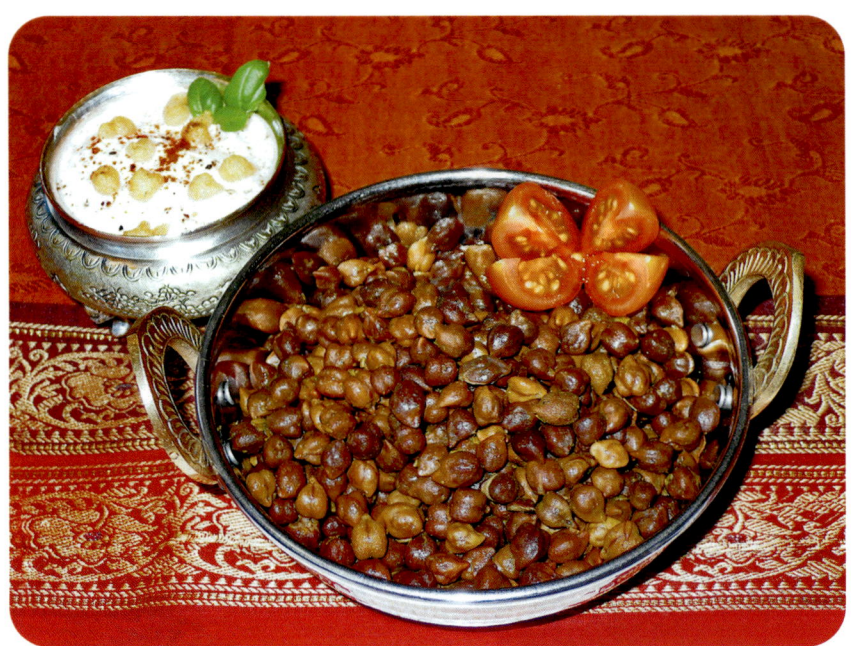

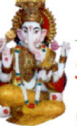

Schon gewusst?

Kichererbsen (*Familie: Hülsenfrüchtler*) enthalten rund 20% Eiweiß, 40% Kohlenhydrate und etwa 12% Ballaststoffe, viel Lysin, Vitamin B1, B6 und Folsäure. Der Mineralstoffgehalt an Magnesium, Eisen und Zink ist hoch. (Quelle: wikipedia.org)

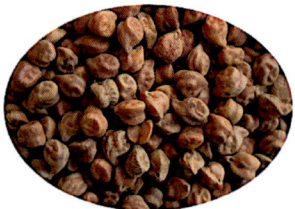

Schwarze Kichererbsen

„Manche halten einen ausgefüllten Termin-
kalender für ein ausgefülltes Leben."

Gerhard Uhlenbruck

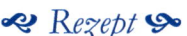

Rezept

Zutaten für ca. 6 Personen:

- 1 Tasse schwarze Kichererbsen
- ca. 3-4 Tassen Wasser

Gewürze:

- ¾ TL Kreuzkümmel
- ½ TL Gelbwurz (Curcuma)
- ⅕ TL Pfeffer
- 1 ¾ TL Himalaya Salz
  (gestrichen)

- Kichererbsen waschen und über Nacht im Wasser in einem Schnell-kochtopf einweichen
- Am nächsten Tag leicht kochen
- Kichererbsen absieben und das Wasser in einer Schüssel auffangen
- In eine Pfanne etwas Ghee hineingeben und erhitzen
- Die oben genannten Gewürze hinzufügen und leicht anbraten bis Curcuma ihre Farbe verändert
- Die Kichererbsen hineingeben und alles zusammen leicht anbraten

Tipp: Das gekochte abgesiebte Wasser kann man mit Salz und Pfef-fer gewürzt als kraftspendende Suppe trinken.
Diese Kichererbsen können Sie als Beilage zu einem
Gericht, das mit einer Soße gekocht worden ist, servieren.

„Reich sind wir zwar an dreißig Millionen
Autos, aber arm, bettelarm, an reinem
Trinkwasser und gesunder Atemluft."

Hubert Weinzierl

Kartoffeln mit Erbsen

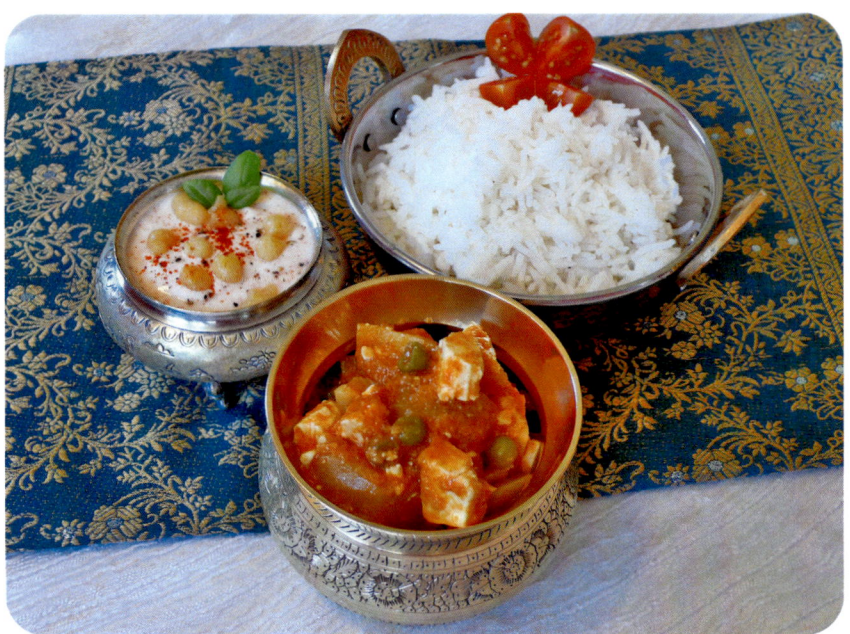

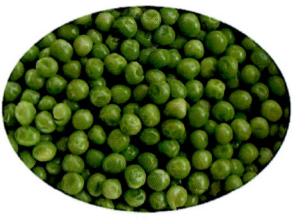

Schon gewusst?

Getrocknete Erbsen (*Familie: Hülsenfrüchtler)* enthalten rund 23% Eiweiß und rund 60% Kohlenhydrate sowie 1,5% Fett. Ihr Kaliumanteil und ihr Gehalt an Kalzium, Phosphor und Eisen sind überdurchschnittlich hoch. Erbsen enthalten die Vitamine B1 und B2 (Gehirn- und Nervennahrung). In der indischen Ayurveda-Medizin werden Erbsen vor allem Jugendlichen im Wachstum und alten Menschen empfohlen, da sie die Knochen festigen. (Quelle: Kursbuch Gesunde Ernährung, Ingeborg Münzing-Ruef)

„Der Schwache kann nicht verzeihen.
Verzeihen ist eine Eigenschaft des Starken."

Mahatma Gandhi Ji

Erbsen

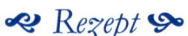

Rezept

Zutaten für ca. 6 Personen:

- ca. 900 g Kartoffeln
- 150 g grüne Erbsen
  (z. B. tiefgefroren)
- 9 g Ingwer
- 3 Knoblauchzehen
- 2 grosse Zwiebeln
- 2 EL Bio-Tomatenmark
- 3 EL Sahne
- 200 g Paneer (s. Seite 80),
  alternativ Schafskäse/Feta
- ca. 500 ml Wasser

Gewürze:

- ½ TL Kreuzkümmel (asiatischer
  Kümmel; im Mörser leicht anstoßen)
- ¼ TL Senfkörner
- ⅓ TL Gelbwurz (Curcuma)
- 1 TL Koriander (gemahlen)
- ¼ TL Pfeffer
- 1 ½ TL roter, süßer Paprika
- 3 TL Himalaya Salz (gestrichen)

- Kartoffeln schälen und in kleine Stücke schneiden
- Knoblauch, Ingwer, Zwiebeln schälen
- Knoblauch, Ingwer, Zwiebeln in einem Mixgerät pürieren
- In einen Topf etwas Pflanzenöl hineingeben und erhitzen
- Pürierte Zwiebeln, Ingwer und Knoblauch leicht glasig anbraten
- Kreuzkümmel, Senfkörner und Curcuma hinzufügen und
  leicht anbraten
- Die restlichen Gewürze dazufügen
- Alles zusammen leicht anbraten, bis Curcuma ihre Farbe verändert
- Tomatenmark und einen Schuss Wasser hinzufügen
- Zugedeckt ca. 30 Sek. zusammen anbraten
- Erbsen beimengen
- Kartoffeln und Wasser dazugeben, bis die Kartoffeln leicht mit Wasser
  bedeckt sind
- Kurz kochen bis die Kartoffeln gar sind
- Sahne unterrühren
- Käse würfeln und in den Topf hineingeben

Tipp: Bitte Topfdeckel ohne Loch verwenden, da das Gericht schneller
gart und mehr Vitamine erhalten bleiben.
Zu diesem Gericht kann man Reis bzw. Chapati (Fladenbrot)
oder Vollkornbrot servieren.

Kartoffeln mit Karotten

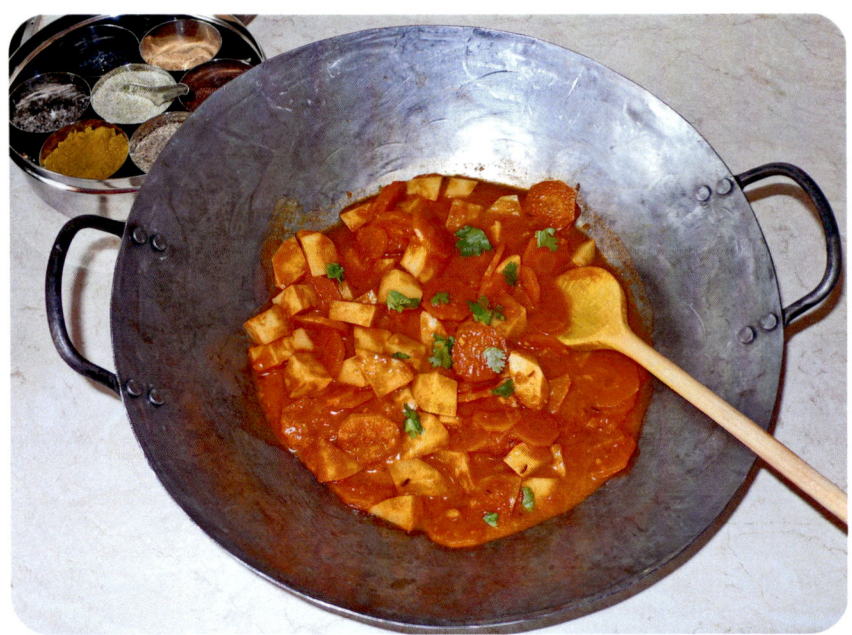

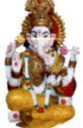

Schon gewusst?

Karotten (*Familie: Doldenblütler*) möglichst wenig schälen. Besser nur gut waschen und bürsten, weil viele Inhaltsstoffe direkt unter der Schale liegen.
Frisch gepresster Karottensaft ist nicht nur für Kinder sehr empfehlenswert.

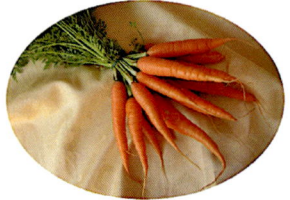

Karotten

„Fordere viel von dir selbst und erwarte wenig von den anderen. So wird dir Ärger erspart bleiben."

Konfuzius

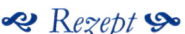

Rezept

Zutaten für ca. 6 Personen:

- 800 g Kartoffeln
- 500 g Karotten
- 6 g Ingwer
- 3 Knoblauchzehen
- 1 große Zwiebel
- 2 ⅓ EL Bio-Tomatenmark
- 3 EL Sahne
- ca. 400 ml Wasser

Gewürze:

- ½ TL Kreuzkümmel (asiatischer Kümmel; im Mörser leicht anstoßen)
- ¼ TL Senfkörner
- ⅓ TL Gelbwurz (Curcuma)
- ⅓ TL Pfeffer
- ½ TL Koriander (gemahlen)
- 1 ⅓ TL roter, süßer Paprika
- 2 ½ TL Himalaya Salz (gestrichen)

- Kartoffeln und Karotten schälen und in kleine Stücke oder Scheiben schneiden
- Knoblauch, Ingwer, Zwiebel schälen
- Knoblauch, Ingwer, Zwiebel in einem Mixgerät pürieren
- In einen Topf etwas Pflanzenöl hineingeben und erhitzen
- Zwiebel, Ingwer und Knoblauch leicht glasig anbraten
- Kreuzkümmel und Senfkörner hinzufügen und leicht anbraten
- Die restlichen Gewürze dazufügen
- Alles zusammen leicht anbraten, bis Curcuma ihre Farbe verändert
- Tomatenmark und einen Schuss Wasser hinzufügen
- Zugedeckt ca. 30 Sek. zusammen anbraten
- Kartoffeln, Karotten und Wasser hinzufügen
- Das Gemüse nur leicht mit Wasser bedecken
- Zugedeckt ca. 20 Min. kochen bis das Gemüse gar ist
- Sahne unterrühren

Tipp: Bitte Topfdeckel ohne Loch verwenden, da das Gericht schneller gart und mehr Vitamine erhalten bleiben.
Zu diesem Gericht kann man Reis bzw. Chapati (Fladenbrot) oder Vollkornbrot servieren.

„Mit zwanzig regiert der Wille, mit dreißig der Verstand und mit vierzig das Urteilsvermögen."

B. Franklin

Kartoffeln mit Lauch

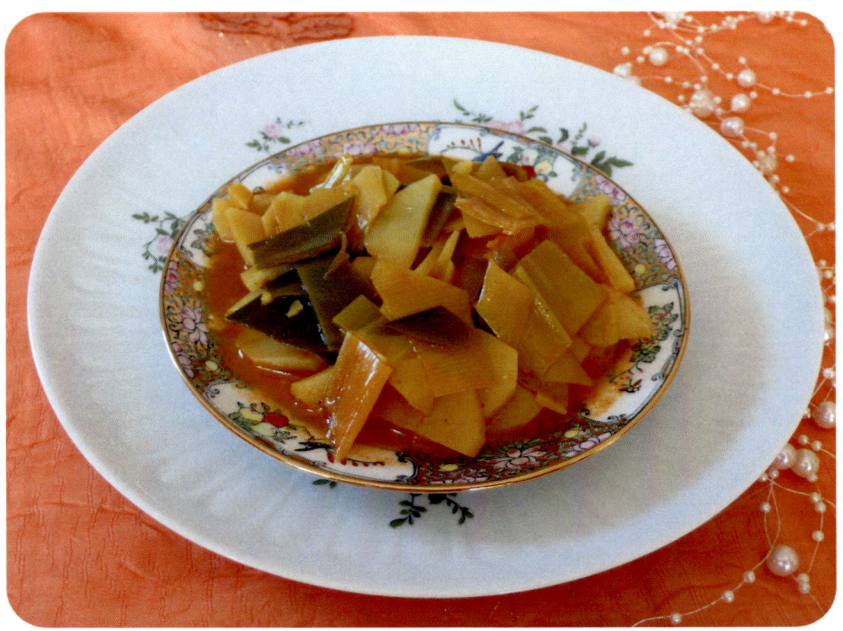

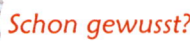

Schon gewusst?

Lauch, auch Porree (*Familie: Zwiebelgewächse*) genannt, liefert
viel Vitamin C, Vitamin K und Folate. Ausserdem ist er reich an
Kalium, Kalzium, Magnesium, Eisen und Mangan. Lauch hat eine
antibakterielle und antioxidative Wirkung.
(Quelle: Brockhaus, Ernährung)

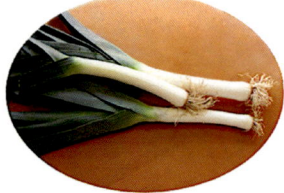

Lauch

*„Eigentum ist eine Falle:
was wir glauben zu besitzen,
besitzt tatsächlich uns."*

Alphonse Karr

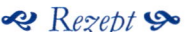

Rezept

Zutaten für ca. 6 Personen:

- 650 g Kartoffeln
- 170 g Lauch
- 2 Knoblauchzehen
- 3 g Ingwer
- 1 ½ EL Bio-Tomatenmark
- 1 EL Sahne
- ca. 200 ml Wasser

Gewürze:

- ⅓ TL Kreuzkümmel (asiatischer Kümmel; im Mörser leicht anstoßen)
- ¼ TL Gelbwurz (Curcuma)
- ¼ TL Pfeffer
- 1 TL roter, süßer Paprika
- 1 ½ TL Himalaya Salz (gestrichen)

- Kartoffeln schälen und in kleine Scheiben schneiden
- Lauch gründlich waschen und in Scheiben schneiden
- Knoblauch, Ingwer schälen
- Ingwer würfeln
- In einen Topf etwas Pflanzenöl hineingeben
- Den vorgewürfelten Ingwer hinzufügen
- Knoblauch durch Knoblauchpresse drücken und in das Öl geben
- Oben genannte Gewürze dazufügen
- Alles zusammen leicht anbraten, bis Curcuma ihre Farbe verändert
- Tomatenmark und einen Schuss Wasser hinzufügen
- Zugedeckt ca. 30 Sek. zusammen anbraten
- Kartoffeln und Lauch hinzufügen
- Nur so viel Wasser hinzufügen, dass das Gemüse leicht bedeckt wird
- Zugedeckt kurz kochen bis das Gemüse gar ist
- Sahne unterrühren

Tipp: Bitte Topfdeckel ohne Loch verwenden, da das Gericht schneller gart und mehr Vitamine erhalten bleiben.
Zu diesem Gericht kann man Reis bzw. Chapati (Fladenbrot) oder Vollkornbrot servieren.

„Zuerst ignorieren sie dich, dann lachen sie über dich, dann bekämpfen sie dich und dann gewinnst du."

Mahatma Gandhi Ji

Kartoffeln süß-sauer

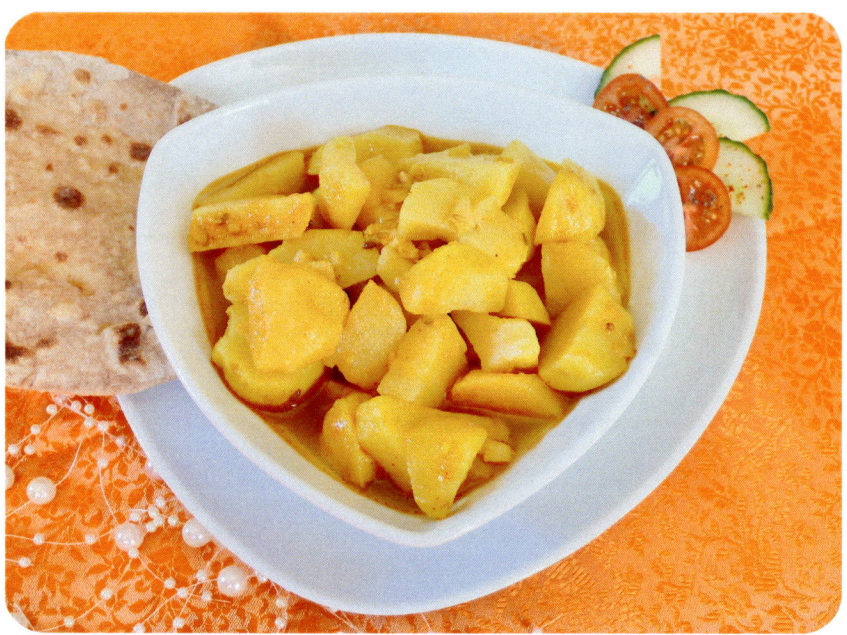

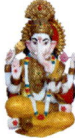
Schon gewusst?

Kartoffel (*Familie: Nachtschattengewächse*)
„Vorgefertigte Kartoffelprodukte sind das Ergebnis umfangreicher (chemiereicher) Laborwerkelei mit Hilfe u. a. von Sulfit (E 224) und Phosphat (E 450a). Durch den Massenkonsum wird angelastet, dass bereits viele Kinder/Schüler gesundheitliche Probleme haben."
(Quelle: Kursbuch Gesunde Ernährung, Die Küche als Apotheke der Natur, Ingeborg Münzing-Ruef)

„Was du mir sagst, das vergesse ich.
Was du mir zeigst, daran erinnere ich mich.
Was du mich tun lässt, das verstehe ich."

Konfuzius

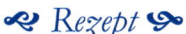

Rezept

Zutaten für ca. 6 Personen:

- 2 kg Kartoffeln
- 60 g Tamarinde
- 2 große Knoblauchzehen
- 3 g Ingwer
- 2 EL Ghee oder Pflanzenöl
- ca. 220 ml Wasser

Gewürze:

- ⅓ TL Kreuzkümmel (asiatischer Kümmel; im Mörser leicht anstoßen)
- ½ TL Gelbwurz (Curcuma)
- ¼ TL Pfeffer
- ⅓ TL Koriander (gemahlen)
- 1 ½ TL roter, süßer Paprika
- 2 EL Zucker
- 2 ⅓ TL Himalaya Salz (gestrichen)

- Kartoffeln in Schale kochen, schälen und in Scheiben (je nach Grösse) schneiden
- 50 ml Wasser erwärmen. Tamarinde in das warme Wasser hinzufügen und ca. 5 Min. einweichen
- Tamarinde durch ein Teesieb aus Metall mit einem Teelöffel in einen separaten Behälter durchpressen
- Knoblauch, Ingwer schälen
- Ingwer würfeln
- In einen Topf etwas Ghee bzw. Pflanzenöl hineingeben
- Den vorgewürfelten Ingwer hinzufügen
- Knoblauch durch Knoblauchpresse drücken und in das Öl geben
- Oben genannte Gewürze dazufügen
- Alles zusammen leicht anbraten, bis Curcuma ihre Farbe verändert
- Etwas Wasser hinzufügen
- Tamarinde und Zucker dazugeben
- Die Kartoffeln beimengen
- Wasser dazugeben. Bitte nur so viel Wasser hinzufügen, dass das Gericht nicht zu flüssig wird

Tipp: Die mehligen Kartoffeln brauchen in der Regel mehr Wasser als die Festkochenden.
Zu diesem Gericht kann man Reis bzw. Chapati (Fladenbrot) oder Vollkornbrot servieren.

Weißkraut mit Käse
Pat Gobi

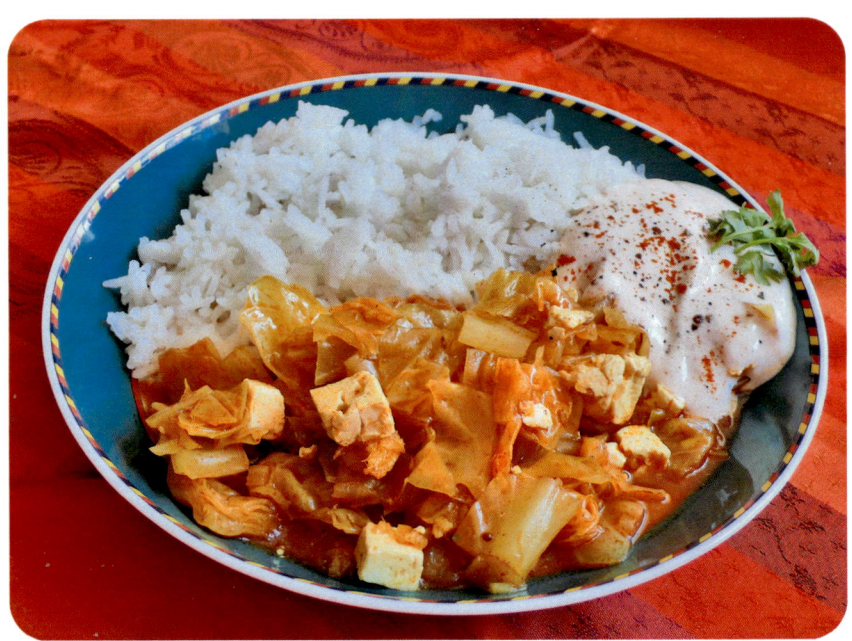

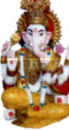

Schon gewusst?

Kohlgemüse (*Familie: Kreuzblütler*) zeichnet sich insbesondere durch einen relativ hohen Ballaststoffgehalt aus. In den dunkelgrünen Kohlsorten, besonders Grünkohl und Brokkoli, sind viel Kalzium und Eisen enthalten. (Quelle: Lexikon der Lebensmittel, Peter Hoffmann – Hrsg.)
Weißkohl ist ein anerkannter Krebsbekämpfer. Kohl wird heute reichlich gedüngt, deswegen empfiehlt es sich, die äußersten Blätter wegen der relativ hohen Nitrat- und Bleiwerte zu entfernen. (Kursbuch Gesunde Ernährung, Die Küche als Apotheke der Natur, Ingeborg Münzing-Ruef)

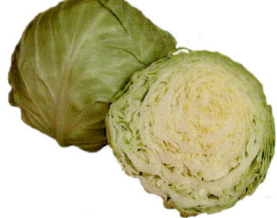

„Viele kleine Leute an vielen kleinen Orten, die viele kleine Schritte tun, können das Gesicht der Welt verändern."

Afrikanisches Sprichwort

Weißkraut

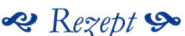

✌ Rezept ✎

Zutaten für ca. 6 Personen:

- 1 kleinen Kopf Weißkraut
- 3 große Kartoffeln
- 1 große Zwiebel
- 11 g Ingwer
- 3 Knoblauchzehen
- 2 ½ EL Bio-Tomatenmark
- 200 g Paneer (s. Seite 80), alternativ Schafskäse/Feta

Gewürze:

- 1 TL Kreuzkümmel (asiatischer Kümmel; im Mörser leicht anstoßen)
- ⅓ TL Senfkörner
- ⅓ TL Gelbwurz (Curcuma)
- 1 ½ TL roter, süßer Paprika
- ½ TL Pfeffer
- 1 TL Koriander (gemahlen)
- ¼ TL Garam Masala
- 3 Lorbeerblätter
- ⅓ TL Kardamom
- 2 ½ TL Himalaya Salz (gestrichen)

- Äußere Blätter vom Weißkraut entfernen
- Weißkraut waschen und in kleine Stücke schneiden
- Kartoffeln schälen und in halbe Scheiben schneiden
- Knoblauch, Ingwer, Zwiebel schälen
- Zwiebel und Ingwer würfeln
- In einen Schnellkochtopf etwas Pflanzenöl hineingeben und erhitzen
- Die vorgewürfelte Zwiebel hinzufügen und glasig anbraten
- Vorgewürfelten Ingwer dazugeben
- Knoblauch durch Knoblauchpresse drücken und in das Öl geben
- Kreuzkümmel und Senfkörner hinzugeben und leicht anbraten
- Die restlichen Gewürze dazufügen
- Alles zusammen leicht anbraten, bis Curcuma ihre Farbe verändert
- Tomatenmark und einen Schuss Wasser hinzufügen
- Zugedeckt ca. 30 Sek. zusammen anbraten
- Krautstücke und Kartoffeln dazugeben
- So viel Wasser hinzufügen, dass das Gemüse bedeckt ist
- Gemüse kochen
- Wenn der Sensor vom Schnellkochtopf unten und das Gemüse gar ist, Käse würfeln und in den Topf hineingeben

Tipp: Zu diesem Gericht kann man Reis bzw. Chapati (Fladenbrot) oder Vollkornbrot servieren.

Kürbis
Kadu

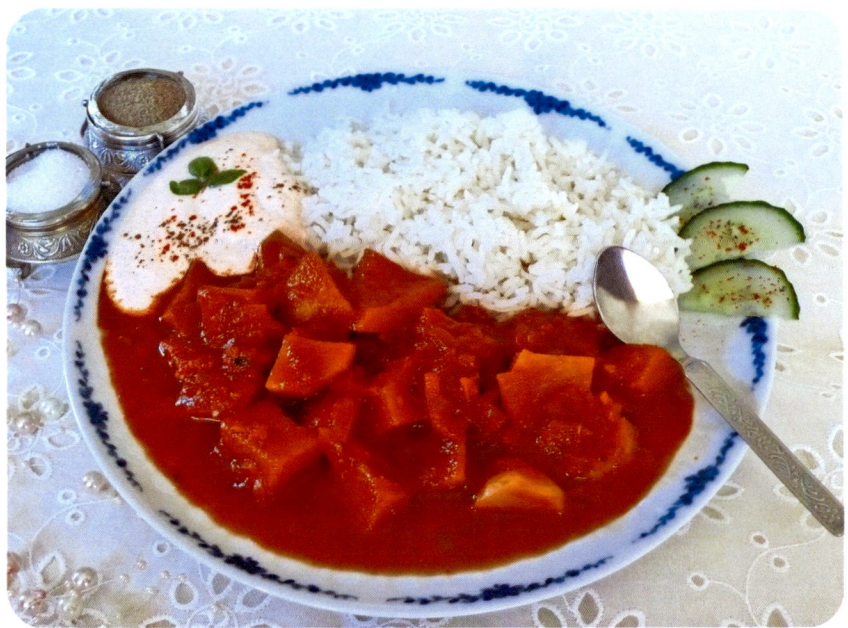

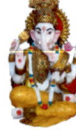

Schon gewusst?

Kürbis (*Familie: Kürbisgewächse*)
Kürbiskerne werden geröstet oder ungeröstet in getrockneter Form als Knabberei verzehrt. Sie bestehen bis zu 50% aus Fett und haben einen Eiweißgehalt von 35%. Außerdem sind sie reich an Magnesium, Eisen, Zink, Kupfer und Vitamin E. Sie lindern bzw. beugen Prostataerkrankungen vor. (Quelle: Brockhaus, Ernährung)

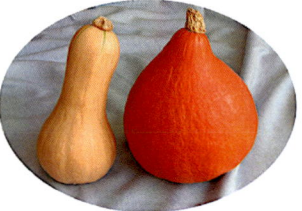

Kürbis

„Keine Zukunft vermag gut zu machen,
was du in der Gegenwart versäumst."

Albert Schweizer

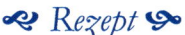

Rezept

Zutaten für ca. 6 Personen:	Gewürze:

Zutaten für ca. 6 Personen:
- 1 kleiner Kürbis
  (z. B. Hokkaido)
- 450 g Kartoffeln
- 1 große Zwiebel
- 12 g Ingwer
- 3 Knoblauchzehen
- 2 ½ EL Bio-Tomatenmark
- ca. 800 ml Wasser
- frische Korianderblätter

Gewürze:
- ½ TL Kreuzkümmel (asiatischer
  Kümmel; im Mörser leicht anstoßen)
- ¼ TL Senfkörner
- ⅓ TL Gelbwurz (Curcuma)
- ¾ TL Koriander (gemahlen)
- ⅓ TL Pfeffer
- 1 ¾ TL roter, süßer Paprika
- 3 ⅓ TL Himalaya Salz (gestrichen)

- Kürbis waschen, schälen, entkernen und in kleine Stücke schneiden
- Kartoffeln schälen und in kleine Stücke schneiden
- Zwiebel, Knoblauch, Ingwer schälen
- Zwiebel und Ingwer würfeln
- In einen Topf etwas Pflanzenöl hinzufügen und erhitzen
- Zwiebel in das heiße Öl geben und leicht anbraten
- Vorgewürfelten Ingwer in das Öl dazugeben
- Knoblauch durch die Knoblauchpresse in das Öl drücken
- Oben genannte Gewürze dazugeben
- Alles zusammen leicht anbraten, bis Curcuma ihre Farbe verändert
- Tomatenmark und einen Schuss Wasser hinzufügen
- Zugedeckt ca. 30 Sek. zusammen anbraten
- Kartoffeln und Kürbis hinzufügen
- Das restliche Wasser hineingeben, sodass das Gemüse leicht bedeckt wird
- Zugedeckt kurz kochen bis das Gericht gar ist
- Falls erwünscht mit frischen Korianderblättern verfeinern

Tipp: Bitte Topfdeckel ohne Loch verwenden, da das Gericht schneller gart und mehr Vitamine erhalten bleiben.
Zu diesem Gericht kann man Reis bzw. Chapati (Fladenbrot) oder Vollkornbrot servieren.

Spinat mit Käse
Palak Paneer

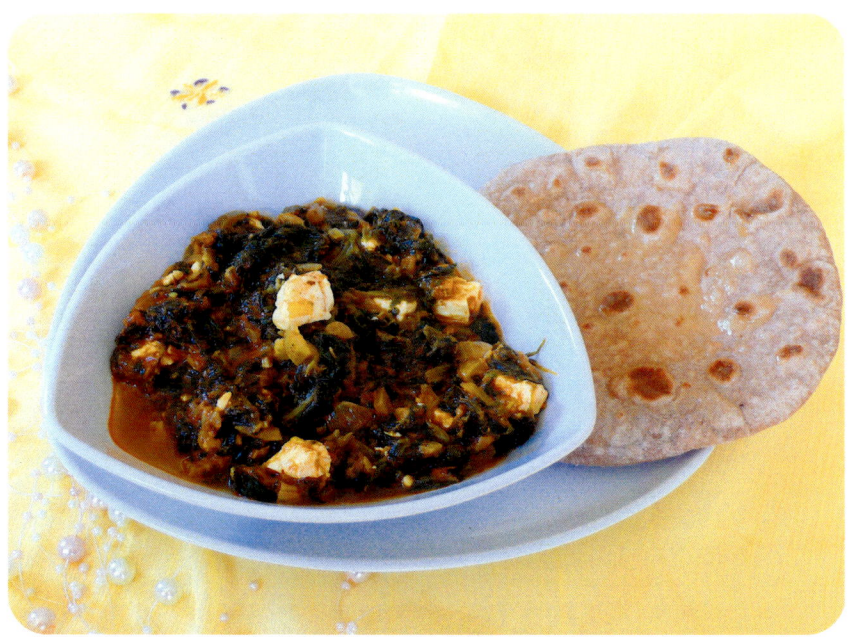

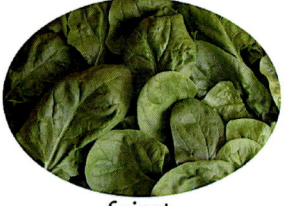

Schon gewusst?

Nach der erstmaligen Zubereitung von Spinat (*Familie: Fuchsschwanz-gewächse*) kann Nitrat von Bakterien in Nitrit umgewandelt werden, was gesundheitsgefährdend ist. Da Nitritgehalte bereits nach wenigen Stunden hohe Werte erreichen, sollte Spinat bald nach dem Kochen verzehrt und auch möglichst nicht wieder aufgewärmt werden. (Quelle: Lexikon der Lebensmittel, Peter Hoffmann – Hrsg.)

Spinat

*„Die Welt hat genug
für jedermanns Bedürfnisse,
aber nicht für jedermanns Gier."*

Mahatma Gandhi Ji

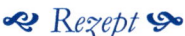

❧ Rezept ❧

Zutaten für ca. 6 Personen:

- 400 g Spinat (z. B. tiefgefroren)
- 9 g Ingwer
- 2 Knoblauchzehen
- 1 Zwiebel
- 1 ½ EL Bio-Tomatenmark
- 200 g Paneer (s. Seite 80), alternativ Schafskäse/Feta
- 1 EL Sahne
- ca. 200 ml Wasser
- Senföl

Gewürze:

- ⅓ TL Kreuzkümmel (asiatischer Kümmel; im Mörser leicht anstoßen)
- ⅓ TL Gelbwurz (Curcuma)
- ¼ TL Pfeffer
- ½ TL Koriander (gemahlen)
- 1 TL roter, süßer Paprika
- 2 TL Himalaya Salz (gestrichen)

- Spinat waschen und klein schneiden (Alternativ tiefgekühlten Spinat verwenden)
- Knoblauch, Ingwer, Zwiebel schälen
- Zwiebel und Ingwer würfeln
- Käse würfeln
- In einen Topf etwas Senföl hineingeben und erhitzen
- Zwiebel in erhitztes Öl geben und leicht glasig anbraten
- Vorgewürfelten Ingwer hinzufügen
- Knoblauch durch Knoblauchpresse drücken und in das Öl geben
- Oben genannte Gewürze dazufügen
- Alles zusammen leicht anbraten, bis Curcuma ihre Farbe verändert
- Tomatenmark und einen Schuss Wasser hinzufügen
- Zugedeckt ca. 30 Sek. zusammen anbraten
- Spinat hinzufügen
- Restliches Wasser hineingeben, aber nur soviel, dass das Gemüse nicht zu flüssig wird
- Zugedeckt kurz kochen bis der Spinat gar ist
- Käsewürfel und Sahne hinzufügen

Tipp: Bitte Topfdeckel ohne Loch verwenden, da das Gericht schneller gart und mehr Vitamine erhalten bleiben.
Zu diesem Gericht kann man Reis bzw. Chapati (Fladenbrot) oder Vollkornbrot servieren.
Spinat kurz vor dem Servieren kochen, da er aus gesundheitsschädigenden Gründen möglichst nicht wieder aufgewärmt bzw. erhitzt werden sollte.

Zucchini
Tori

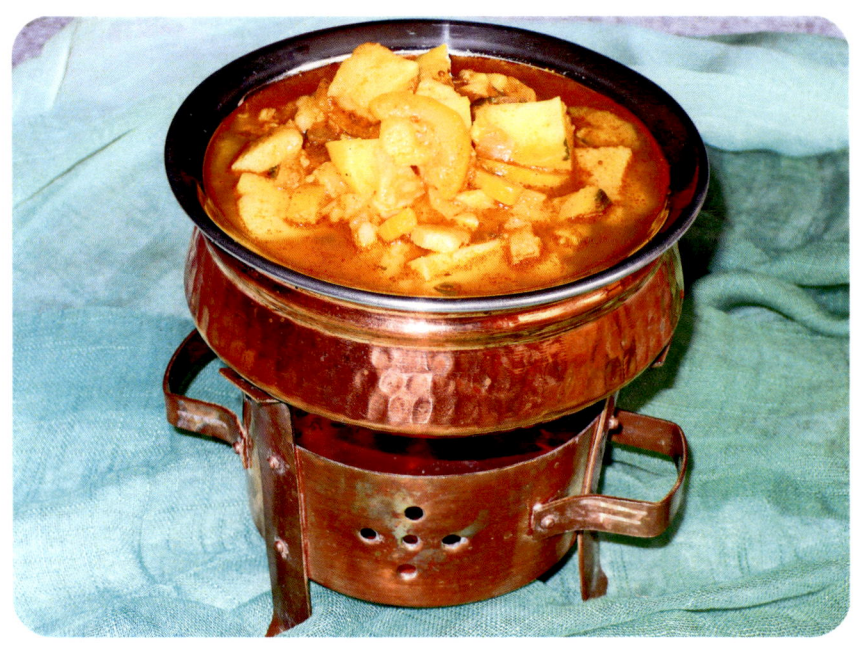

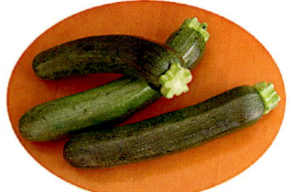

Zucchini

*„Zusammenkunft ist ein Anfang.
Zusammenhalt ist ein Fortschritt.
Zusammenarbeit ist der Erfolg."*

Henry Ford

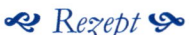

❧ *Rezept* ❧

Zutaten für ca. 6 Personen:

- 1 kg Zucchini
- 1 große Zwiebel
- 9 g Ingwer
- 3 Knoblauchzehen
- 1 ½ EL Bio-Tomatenmark
- ca. 300 ml Wasser
- Senföl

Gewürze:

- ⅓ TL Kreuzkümmel (asiatischer Kümmel; im Mörser leicht anstoßen)
- ¼ TL Gelbwurz (Curcuma)
- 1 ⅓ TL roter, süßer Paprika
- ⅓ TL Pfeffer
- ½ TL Koriander (gemahlen)
- 2 ½ TL Himalaya Salz (gestrichen)

- Zucchini waschen, schälen und in kleine Scheiben schneiden
- Knoblauch, Ingwer, Zwiebel schälen
- Zwiebel und Ingwer würfeln
- In einen Topf etwas Senföl hineingeben und erhitzen
- Vorgewürfelte Zwiebel hinzufügen und glasig anbraten
- Vorgewürfelten Ingwer dazugeben
- Knoblauch durch Knoblauchpresse drücken und in das Öl geben
- Kreuzkümmel und die restlichen Gewürze hinzufügen und leicht anbraten
- Alles zusammen leicht anbraten, bis Curcuma ihre Farbe verändert
- Tomatenmark und einen Schuss Wasser hinzufügen
- Zugedeckt ca. 30 Sek. zusammen anbraten
- Zucchini und Wasser hinzufügen
- Das Gemüse nur leicht mit Wasser bedecken
- Zugedeckt ca. 8 Min. kochen
- Von der Kochstelle nehmen
- Für ca. 20 Min. zugedeckt stehen lassen
- Das Gemüse kocht im Dampf bis es gar ist

Tipp: Bitte Topfdeckel ohne Loch verwenden, da das Gericht schneller gart und mehr Vitamine erhalten bleiben.
Zu diesem Gericht kann man Reis bzw. Chapati (Fladenbrot) oder Vollkornbrot servieren.

Auberginen
Bharta

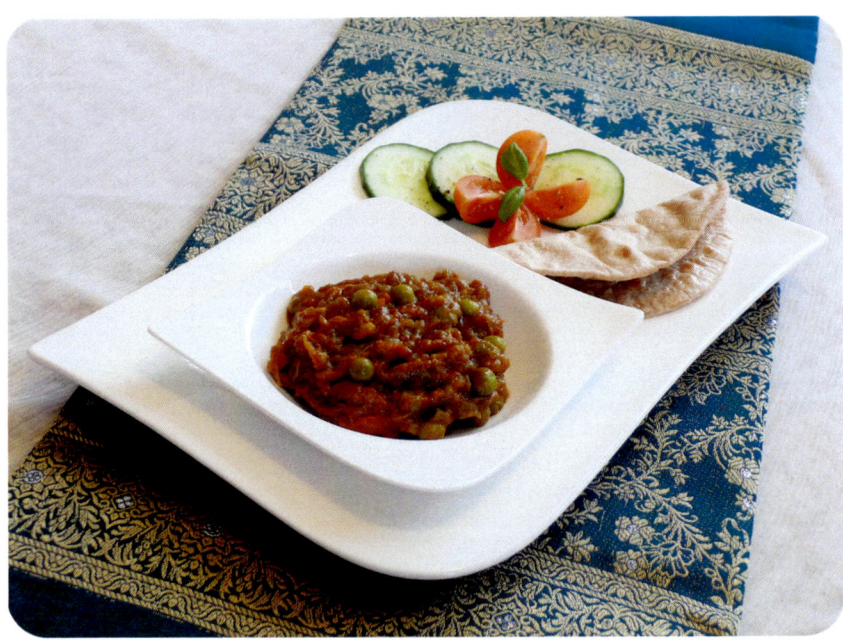

Schon gewusst?

Aubergine (*Familie: Nachtschattengewächse*) stammt ursprünglich aus dem tropischen Hinterindien. Von Natur aus sind die Früchte kalorienarm. Auberginen haben einen hohen Gehalt an Kalium, Kupfer und Mangan. (Quelle: Brockhaus: Ernährung Gesund essen, bewusst leben)

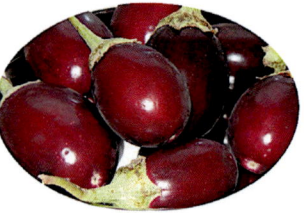

Auberginen

*„Gewonnen hat immer der,
der lieben, dulden und verzeihen kann."*

Hermann Hesse

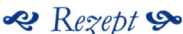

❧ *Rezept* ❧

Zutaten für ca. 6 Personen:

- 650 g Auberginen
- 2 Knoblauchzehen
- 9 g Ingwer
- 1 ¾ EL Bio-Tomatenmark
- ⅓ Tasse grüne Erbsen
- ½ Zitrone
- Senföl

Gewürze:

- ½ TL Kreuzkümmel (asiatischer Kümmel; im Mörser leicht anstoßen)
- ⅓ TL Gelbwurz (Curcuma)
- 1 TL roter, süßer Paprika
- ¼ TL Pfeffer
- ¾ TL Koriander (gemahlen)
- ⅓ TL Garam Masala
- 2 TL Himalaya Salz (gestrichen)

- Auberginen waschen und in einem Schnellkochtopf gar kochen
- Haut der Auberginen abziehen
- Auberginen in einer Schüssel mit einer Gabel zu einem Brei zerdrücken
- ½ Zitrone pressen und den Zitronensaft zu den zerdrückten Auberginen geben
- Garam Masala, Paprika und Pfeffer hinzufügen und umrühren
- Zugedeckt ca. ½ Stunde ziehen lassen
- Knoblauch, Ingwer schälen
- Ingwer klein würfeln
- In einen Topf etwas Senföl hineingeben und erhitzen
- Vorgewürfelten Ingwer hinzufügen
- Knoblauch durch die Knoblauchpresse drücken
- Kreuzkümmel leicht anbraten
- Curcuma, Koriander und Salz hinzufügen
- Alles zusammen leicht anbraten, bis Curcuma ihre Farbe verändert
- Tomatenmark und einen Schuss Wasser hinzufügen
- Zugedeckt ca. 30 Sek. zusammen anbraten
- In einen zweiten Topf etwas Senföl hineingeben
- Grüne Erbsen anbraten
- Die eingelegten Auberginen dazugeben und zusammen nur leicht anbraten
- Die Auberginen mit den Erbsen (und ggf. einen Schuss Wasser) in die vorgebratene Soße hinzufügen

Tipp: Zu diesem Gericht kann man Reis bzw. Chapati (Fladenbrot) oder Vollkornbrot servieren.

Champignons
Mushrooms

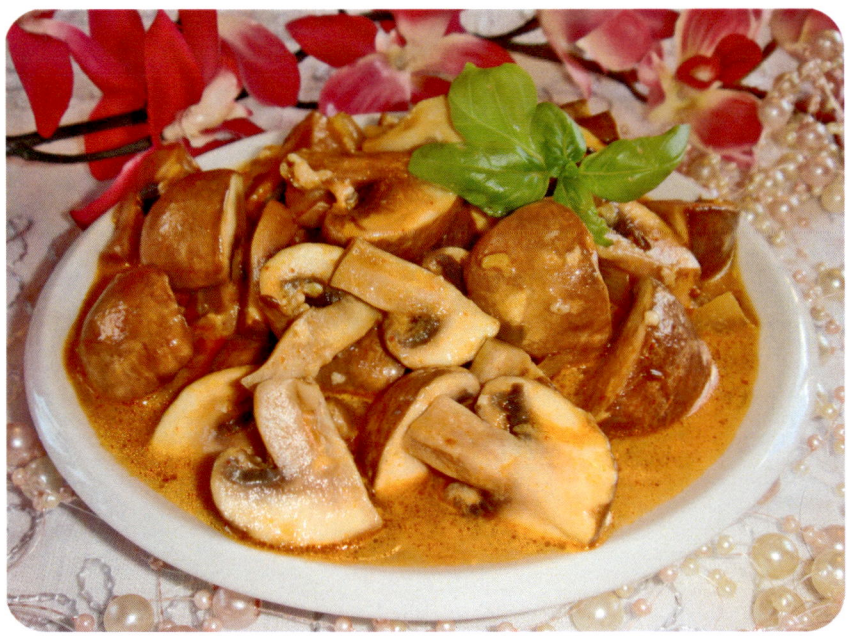

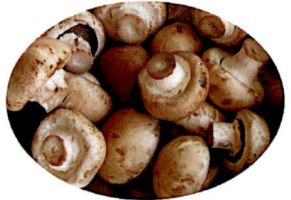

„Nur ein Mensch mit seiner Liebe kann dir sagen: Dich müsste man erfinden, wenn es Dich nicht gäbe!"

Eugen Drewermann

Champignons

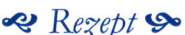

Rezept

Zutaten für ca. 5 Personen:

- 500 g Champignons
- 1 große Zwiebel
- 9 g Ingwer
- 2 Knoblauchzehen
- 1 EL Bio-Tomatenmark
- 2 ½ EL Joghurt
- 1 EL Sahne
- ca. 100 ml Wasser

Gewürze:

- ½ TL Kreuzkümmel (asiatischer Kümmel; im Mörser leicht anstoßen)
- ⅓ TL Gelbwurz (Curcuma)
- ½ TL Koriander (gemahlen)
- ¼ TL Pfeffer
- 1 TL roter, süßer Paprika
- 1 ½ TL Himalaya Salz (gestrichen)

- Pilze waschen und in Viertel schneiden
- Zwiebel, Knoblauch, Ingwer schälen
- Zwiebel und Ingwer würfeln
- In einen Topf etwas Pflanzenöl hineingeben
- Zwiebel in das heiße Öl geben und leicht anbraten
- Vorgewürfelten Ingwer in das Öl geben
- Knoblauch durch die Knoblauchpresse in das Öl drücken
- Oben genannte Gewürze dazufügen
- Alles zusammen leicht anbraten, bis Curcuma ihre Farbe verändert
- Tomatenmark und einen Schuss Wasser hinzufügen
- Zugedeckt ca. 30 Sek. zusammen anbraten
- Das restliche Wasser und die Pilze beimengen
- Ganz kurz zugedeckt aufkochen und vom Herd wegnehmen
- Zugedeckt ca. 5 Min. ziehen lassen
- Joghurt und Sahne unterrühren

Tipp: Pilze benötigen nur eine kurze Garzeit, da sie sonst zu weich werden.
Bitte Topfdeckel ohne Loch verwenden, da das Gericht schneller gart und mehr Vitamine erhalten bleiben.
Zu diesem Gericht kann man Reis bzw. Chapati (Fladenbrot) oder Vollkornbrot servieren.

*„Fehler vermeidet man, indem man Erfahrung sammelt.
Erfahrung sammelt man, indem man Fehler macht."*

Laurence J. Peter

Tomatensuppe
Tomatoe-Soup

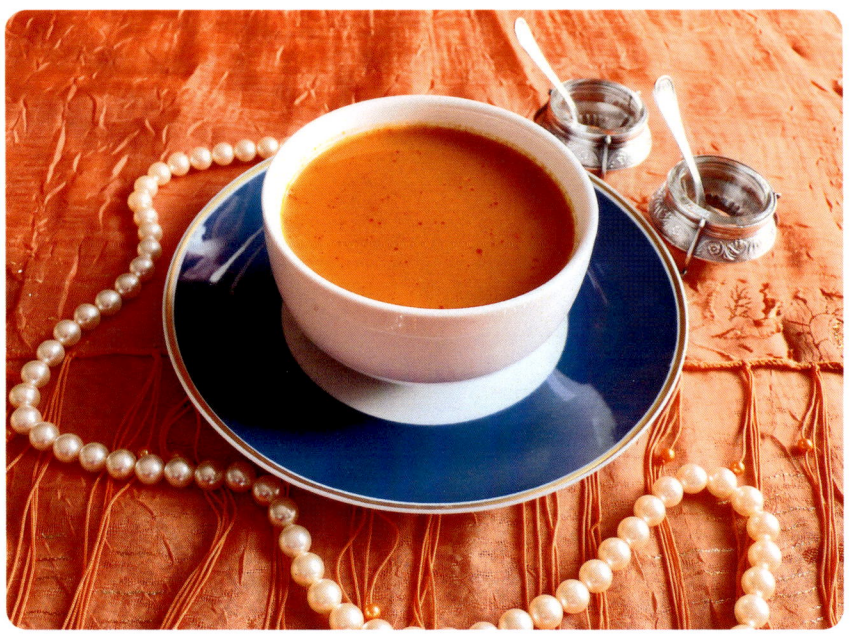

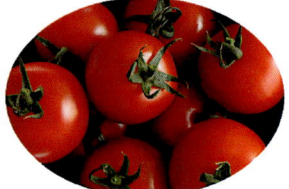

Tomaten

*„Wirklich reich ist, wer mehr Träume
in seiner Seele hat,
als die Realität zerstören kann."*

Hans Kruppa

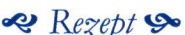

❧ *Rezept* ❧

Zutaten für ca. 4 Personen:

- 550 ml passierte Tomaten
- 7 g Ingwer
- 2 Knoblauchzehen
- 150 g Kartoffeln
- 1 ½ EL Sahne
- ca. 550 ml Wasser

Gewürze:

- ⅓ TL Kreuzkümmel (asiatischer Kümmel; im Mörser leicht anstoßen)
- ¼ TL Gelbwurz (Curcuma)
- ⅓ TL Koriander (gemahlen)
- ¼ TL Pfeffer
- ½ TL roter, süßer Paprika
- 1 TL Himalaya Salz
- 1 EL Zucker

- Knoblauch, Ingwer, Kartoffeln schälen
- Kartoffeln klein würfeln
- In einen Topf etwas Pflanzenöl hineingeben
- Knoblauch, Ingwer durch die Knoblauchpresse in das Öl drücken und leicht anbraten
- Oben genannte Gewürze (außer Zucker) dazufügen
- Alles zusammen leicht anbraten, bis Curcuma ihre Farbe verändert
- Passierte Tomaten hinzufügen und zugedeckt ca. 30 Sek. zusammen braten
- Kartoffeln hinzufügen
- Wasser hinzugeben
- Zugedeckt kurz kochen, bis die Kartoffeln weich sind
- Zucker und Sahne hinzufügen
- Mit einem Stabmixer alles zusammen pürieren

Tipp: Bitte Topfdeckel ohne Loch verwenden, dann werden die Kartoffeln in 10 Min. gar sein und mehr Vitamine bleiben erhalten.
Dazu kann man pro Teller 3 – 5 kleine Dinkelmehlschleifen (s. Kochbuch Teil I) hinzufügen, bzw. Chapati (Fladenbrot) oder Vollkornbrot servieren.
Falls erwünscht mit frischen Korianderblättern verfeinern.

„Wir werden, was wir denken."

Buddha

Lauchsuppe

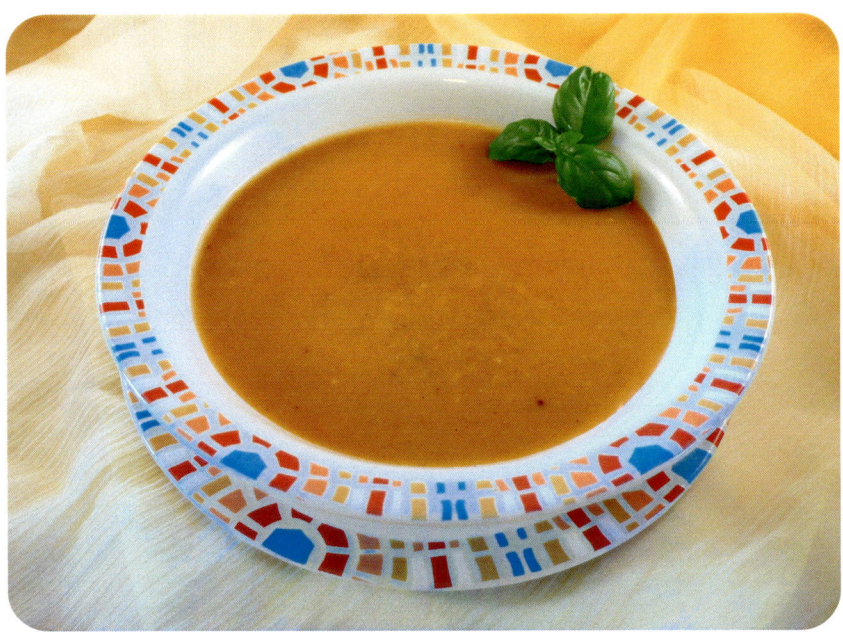

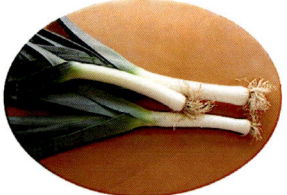

*„Gebildet ist, wer weiß,
wo er findet, was er nicht weiß."*

Georg Simmel

Lauch

74

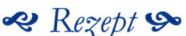

❧ *Rezept* ❧

Zutaten für ca. 6 Personen:

- 600 g Lauch
- 9 g Ingwer
- 2 Knoblauchzehen
- 150 g Kartoffeln
- 1 ½ EL Sahne
- ¾ EL Bio-Tomatenmark
- ca. 1,2 L Wasser
- frische Korianderblätter

Gewürze:

- ¾ TL Kreuzkümmel (asiatischer Kümmel; im Mörser leicht anstoßen)
- ⅓ TL Gelbwurz (Curcuma)
- ½ TL Koriander (gemahlen)
- ¼ TL Pfeffer
- 1 TL roter, süßer Paprika
- 3 TL Himalaya Salz (gestrichen)

- Lauch gründlich waschen und in grobe Stücke schneiden
- Knoblauch, Ingwer, Kartoffeln schälen
- Kartoffeln würfeln
- In einen Topf etwas Pflanzenöl hineingeben
- Ingwer, Knoblauch durch die Knoblauchpresse in das Öl drücken
- Oben genannte Gewürze dazufügen
- Alles zusammen leicht anbraten, bis Curcuma ihre Farbe verändert
- Tomatenmark und einen Schuss Wasser hinzufügen
- Zugedeckt ca. 30 Sek. zusammen anbraten
- Kartoffeln und Lauch hinzufügen
- Das restliche Wasser hinzugeben
- Zugedeckt kurz kochen bis die Kartoffeln gar sind

Tipp: Bitte Topfdeckel ohne Loch verwenden, dann werden die Kartoffeln in 10 Min. gar sein und mehr Vitamine bleiben erhalten.

- Sahne hinzufügen
- Mit einem Pürierstab alles zusammen pürieren

Tipp: Dazu kann man pro Teller 3 – 5 kleine Dinkelmehlschleifen (s. Kochbuch Teil I) bzw. Chapati (Fladenbrot) oder Vollkornbrot servieren.

Früchtesalat

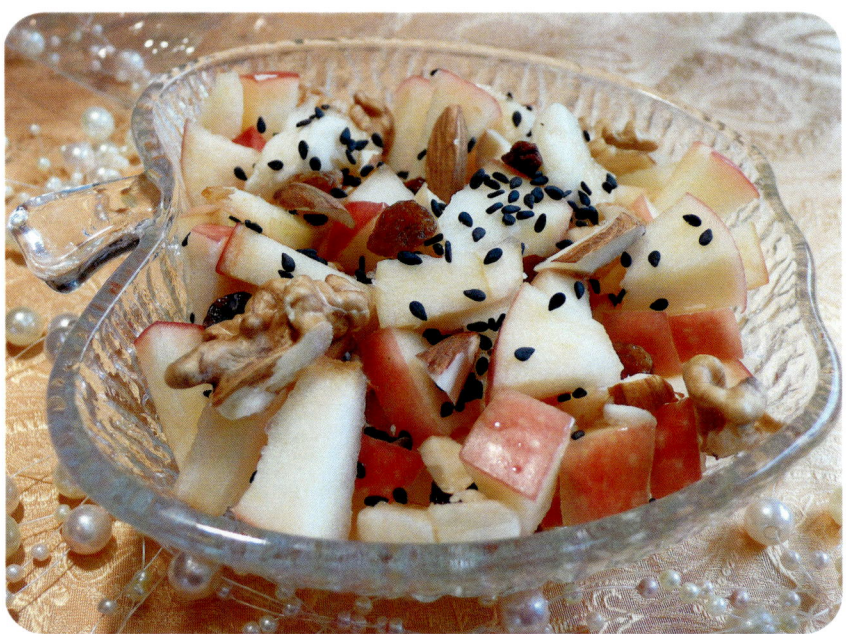

Schon gewusst?

Die Banane enthält soviel Kalium und Magnesium wie kaum ein anderes Obst. Mit ihrem relativ hohen Anteil an gut verdaulichen Kohlenhydraten gilt die Banane als vorzüglicher Energiespender.
(Quelle: Lexikon der Lebensmittel, Peter Hoffmann – Hrsg.)

Ein Früchtesalat bietet sich auch als Alternative zum Frühstück an. Darin enthaltene Mandeln und Walnüsse sind eine Gehirnnahrung und die Rosinen ein natürlicher Energiespender. Sesam beinhaltet viel Kalzium.
Dieses Rezept eignet sich sehr gut bei Magen-Darm-Problemen.

„Wer lächelt, statt zu toben, ist immer der Stärkere.“

Japanisches Sprichwort

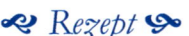

Rezept

Zutaten pro Person:

- Äpfel, Bananen
  (Obst je nach Saison)
- 1 Mandel
- 1 Walnuss
- 5 Rosinen
- 1 TL schwarzer Sesam
- 1 TL Honig

- Obst in kleine Stücke schneiden
- Mandel und Walnuss klein schneiden und über das Obst
  streuen
- Rosinen, schwarzer Sesam und Honig untermengen

„Nicht die Jahre in unserem Leben zählen,
sondern das Leben in unseren Jahren zählt."

Adlai Ewing Stevenson

Joghurt-Dip mit Backerbsen
Bundi Raita

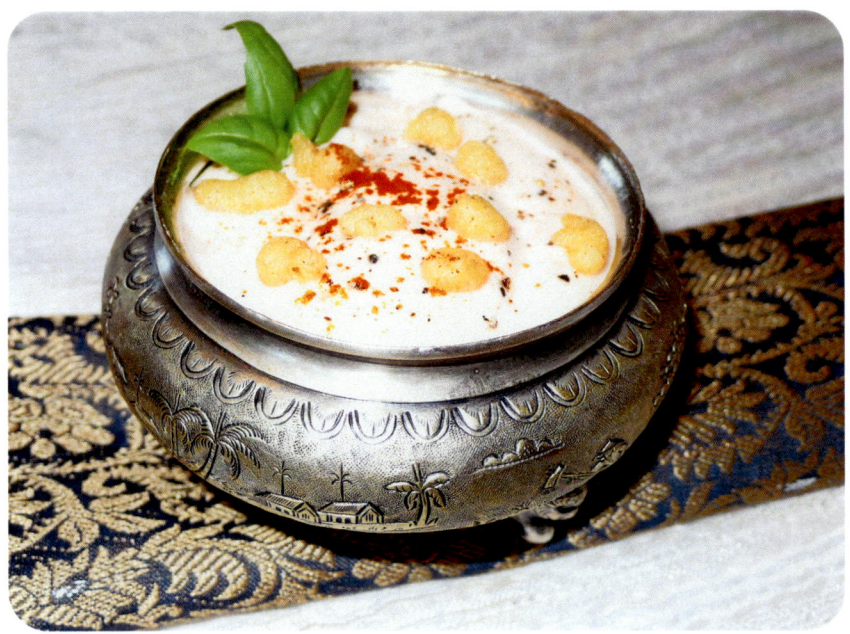

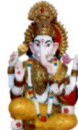

Schon gewusst?

Bundi („Backerbsen, Suppenperlen") bestehen aus ausgebacke-
nem Kichererbsenmehl, erhältlich in Bio- und Asia-Läden.
Naturjoghurt ist sehr empfehlenswert, da er auf natürliche Art
und Weise die Magenschleimhaut regenerieren hilft.

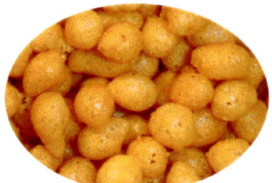

Backerbsen
(Bundi)

„Reich ist nicht, wer viel hat,
sondern, wer viel gibt."

Erich Fromm

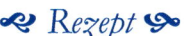

Rezept

Zutaten:

- ca. 300 g Naturjoghurt
- frische Korianderblätter oder Minze

Gewürze:

- 1 Prise Asafötida
- 1 Handvoll Bundi (Backerbsen aus Kichererbsenmehl)
- ¼ TL Himalaya Salz
- ¼ TL Pfeffer
- ¼ TL süßer, roter Paprika

- In eine Servierschale Joghurt hineingeben und die Gewürze hinzufügen
- Bundi hinzugeben
- Falls erwünscht mit frischen Korianderblättern oder im Sommer mit frischen Minzeblättern garnieren

Tipp: Als Beilage für Gemüse bzw. Hülsenfrüchtegerichte servieren.

„In einer Fünftelsekunde kannst du eine Botschaft rund um die Welt senden. Aber es kann Jahre dauern, bis sie von der Außenseite eines Menschenschädels nach innen dringt."

Charles Kettering

Hausgemachter Käse
Paneer

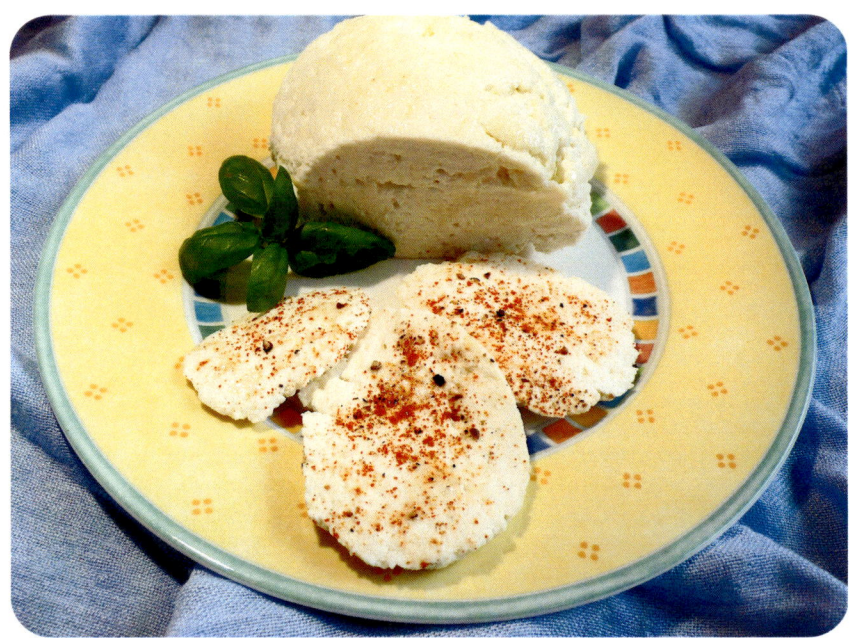

Schon gewusst?

Käse weist neben Eiweiß, Fett, Kohlenhydraten und Calcium auch das wichtige Vitamin B12. Durch die handgemachte Herstellungsweise bleiben viele Nährstoffe im Käse erhalten. (Quelle: www.cma.de)

Gebräuchlichste Gerinnungsmittel:
- Zitronensaft; 1 Esslöffel reicht aus, um ca. ½ L Milch gerinnen zu lassen
- Joghurt; 4-5 Esslöffel reichen für ca. ½ L Milch

„Tausend Wege führen zum Irrtum, ein einziger zur Wahrheit."

Jean-Jacques Rousseau

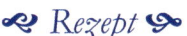
- 1 L frische Vollmilch in einen Topf geben

  Falls erwünscht:
- Gewürze, wie z. B. Salz, Pfeffer, gemahlener Kreuzkümmel, Prise Curcuma, süße Paprika, gemahlener Koriander, Kräuter nach Wunsch, hinzufügen

- Milch zum Kochen bringen
- Zur Gerinnung auf 1 L Milch ca. 2 EL Zitronensaft (oder auf ½ L Milch – ca. 4-5 EL Naturjoghurt) nehmen
- Der Käse wird sich von der Molke trennen
- Alles zusammen über ein sauberes 100%-iges Baumwolltuch in einen Behälter absieben
- Käse im Tuch abtropfen lassen
- Je länger man den Käse abtropfen lässt, umso fester wird dieser

Tipp: Indischer Paneer wird ohne Gewürze zubereitet.

Die Molke können Sie auch mit Salz und Pfeffer gewürzt trinken oder diese zu den „Molke-Kartoffeln" (s. Kochbuch Teil I) statt Wasser verwenden.

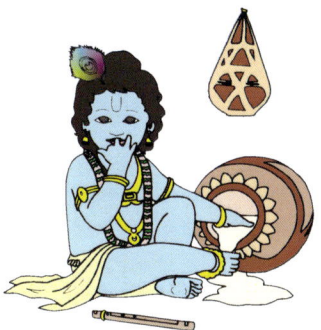

„Lediglich mit dem Essen aufhören heißt noch nicht fasten."

Mahatma Gandhi Ji

Joghurtgetränk
Lassi

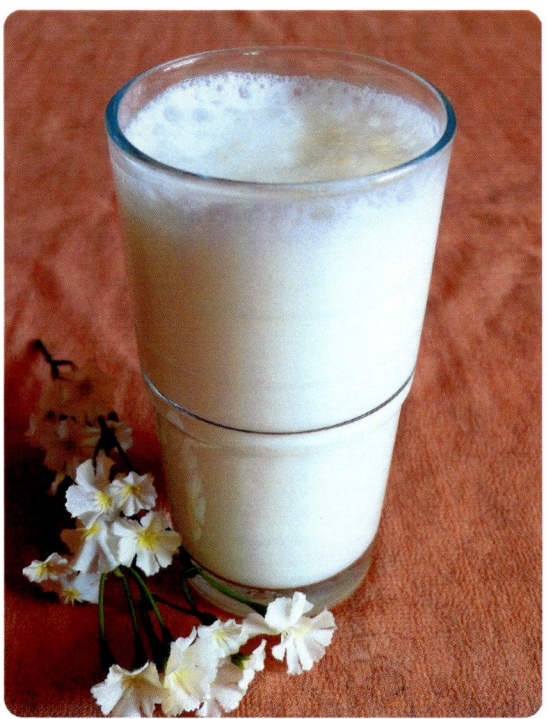

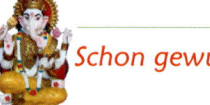

*„Was wir brauchen sind ein paar verrückte Leute,
seht euch an, wohin uns die Normalen gebracht haben."*

G. B. Shaw

Salziges Lassi

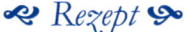

Rezept

Zutaten für 4 Gläser:

- 200 ml Naturjoghurt
- 700 ml Wasser

Gewürze:

- ⅓ TL Kreuzkümmel
  (im Mörser zu Pulver zerstossen)
- ¼ TL Pfeffer
- ¾ TL Himalaya Salz

- Alle Zutaten in ein Mixgerät geben
- Kurz durchmixen
- In Gläser füllen und servieren

Süßes Lassi

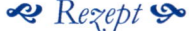

Rezept

Zutaten für 4 Gläser:

- 200 ml Naturjoghurt
- 700 ml Wasser

Gewürze:

- ¼ TL Kardamompulver
- 5 EL Rohrzucker
- 1 TL Rosenwasser

- Alle Zutaten in ein Mixgerät geben
- Kurz durchmixen
- In Gläser füllen und servieren

*„Denn es ist nicht genug, einen guten Kopf zu haben,
die Hauptsache ist, ihn richtig anzuwenden."*

René Descartes

Limonade
Nimbu Pani

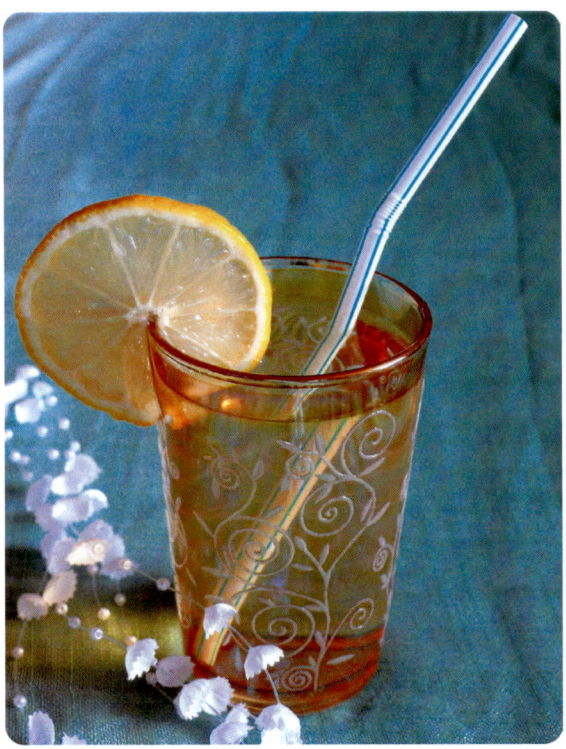

„Jedermann will einen Freund haben,
aber niemand gibt sich die Mühe, auch einer zu sein."

Alfred Kerr

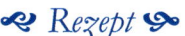

Zutaten für 4 Gläser:

- 6 EL Zitronensaft
- 1 L Wasser

Gewürze:

- 1 ½ TL Himalaya Salz
- ⅕ TL Pfeffer
- 2 ½ EL Rohrzucker
  (nach Geschmack)

- Alle Zutaten in einen Wasserkrug geben
- Verrühren bis der Zucker aufgelöst ist
- In Gläser füllen und servieren

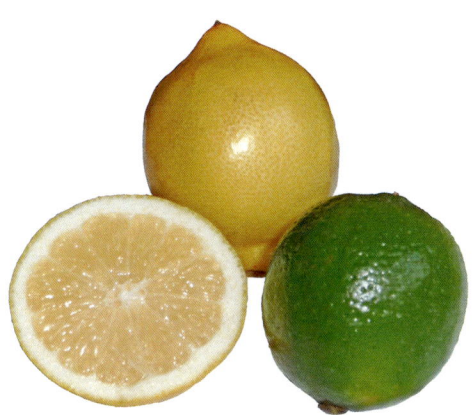

„Es ist nicht genug, zu wissen, man muß auch anwenden.
Es ist nicht genug, zu wollen, man muß auch tun!"

J. W. von Goethe

Indischer Tee
Chai

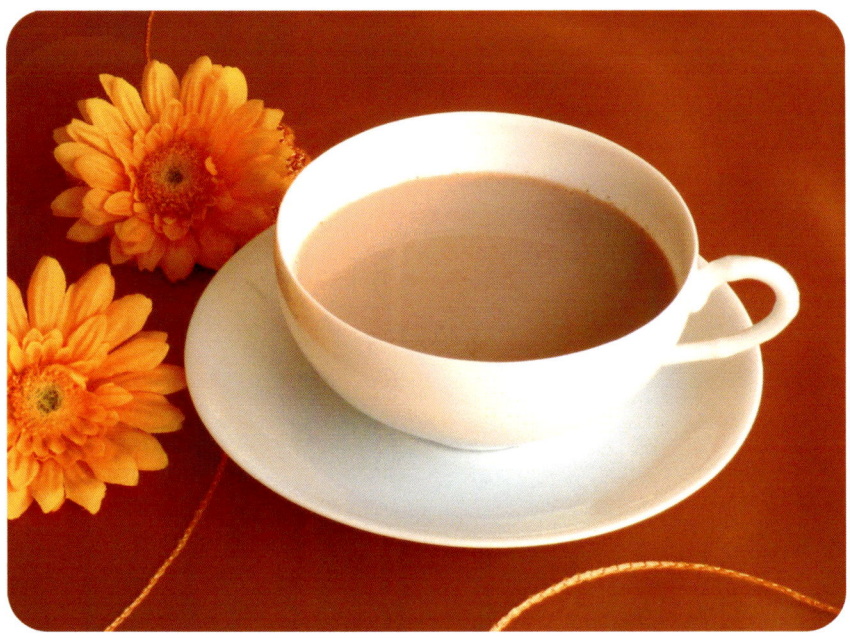

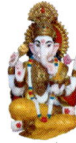
Schon gewusst?

Der Tee verdankt seine anregende Wirkung dem Coffein. Je nach Art und Zubereitung einer Tasse Tee entspricht der Coffeingehalt bis zur Hälfte dem Coffeingehalt einer Tasse Kaffee.
Grüner Tee hat einen höheren Anteil an Gerbstoffen, deshalb der herbe Geschmack. Gerbstoffe wirken beruhigend auf Magen und Darm. Grüner Tee weist Inhaltsstoffe auf, die antibakteriell wirken. Möglicherweise schützen diese vor Karies." (Quelle:DGE Info: Grüner Tee, 4/ 1999; Deutscher Teeverband, Deutscher Teemarkt 2000)

„Gott sei Dank, daß die Menschen noch nicht fliegen können und den Himmel ebenso verschmutzen wie die Erde."

Henry David Thoreau

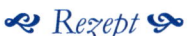

❧ *Rezept* ❧

Zutaten:

- ¾ L Wasser
- ⅓ L Milch

Gewürze:

- ⅕ TL gemahlener Kardamom
- 3-5 frische Basilikumblätter
  (bzw. ¼ TL getrocknetes Basilikum)
- ⅓ TL Fenchel
- 2 EL Zucker (nach Bedarf)
- ¾ EL Tee (grün oder schwarz)

- Oben genannte Gewürze zusammen im Wasser zum Kochen bringen (grüner Tee wird erst zugefügt wenn das Wasser bereits aufgekocht wurde)
- Milch hinzufügen
- Alles zusammen erneut leicht aufkochen
- Vom Herd nehmen
- Ca. 5 Min. zugedeckt ziehen lassen
- In die Tassen absieben und servieren

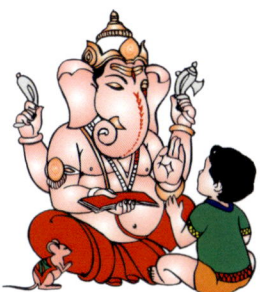

*„Bevor ein Kind mit dem Alphabet und
anderem Wissen von der Welt befaßt wird,
sollte es lernen, was die Seele ist,
was Wahrheit und Liebe sind,
welche Kräfte in der Seele schlummern."*

Mahatma Gandhi Ji

Chutney

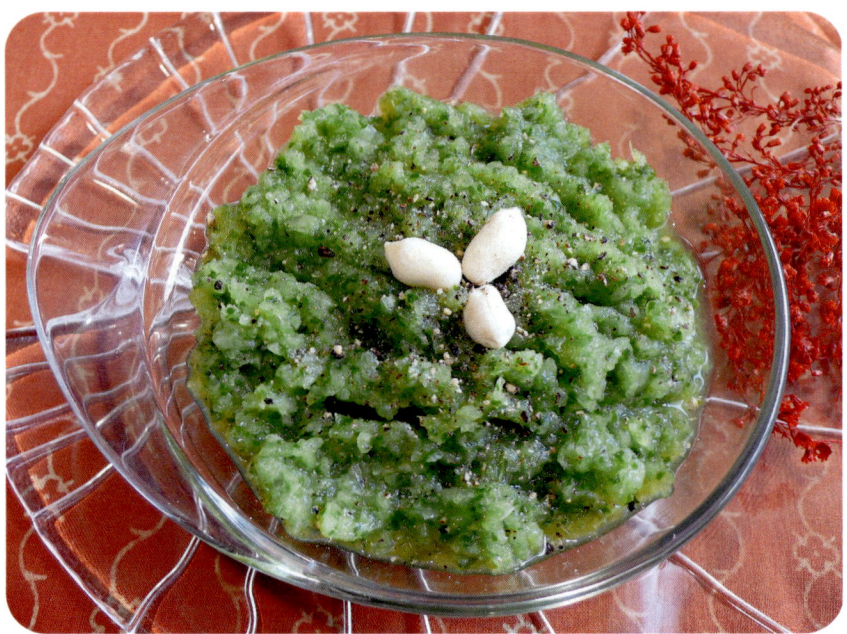

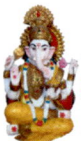

Schon gewusst?

Unser Chutney-Rezept ist verdauungsfördernd.
Mango (*Familie: Sumachgewächsen*) ist leicht verdaulich, hat einen hohen Eisen- und Vitamin A- Gehalt. (Quelle: www.wikipedia.org)

Koriander (*Familie: Doldenblütler*) wirkt verdauungsfördernd, hilft bei Blähungen, Völlegefühl und Bauchgrimmen.
(Quelle: 1000 Kräuter, NGV – Verlag)

„Es ist besser zu dienen, als bedient zu werden."

Mutter Theresa

❧ Rezept ❧

Zutaten:

- 1 unreife Mango, falls keine
  Mango vorhanden:
  2 TL Amchur (Mangopulver)
- 1 Zwiebel
- 1 Knoblauchzehe
- 5 g Ingwer
- 2 TL Zitronensaft
- 2 Handvoll Korianderblätter
- 2 Handvoll Minzeblätter

Gewürze:

- 1 ½ TL Granatapfelkernpulver
- ½ TL Kreuzkümmel
- ¾ TL Himalaya Salz
- ⅕ TL Pfeffer
- ¾ TL Rohrzucker

Im Sommer mehr Koriander und Minze;
im Winter mehr Ingwer und Knoblauch nehmen

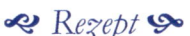

- Mango schälen und entkernen
- Zwiebel, Knoblauch, Ingwer schälen und klein schneiden
- Koriander- und Minzeblätter waschen und schneiden
- Alle Zutaten und Gewürze in einen großen Steinmörser geben und zu einem Chutney zerdrücken

Falls kein Mörser vorhanden, alle Zutaten in einem Mixergerät zu Chutney pürieren

Tipp: Das Chutney wird mit Chapati oder als Beilage zu den Speisen serviert.

„Andere beherrschen erfordert Kraft.
Sich selbst beherrschen fordert Stärke!"

Laotse

Feigen-Sahne-Dessert

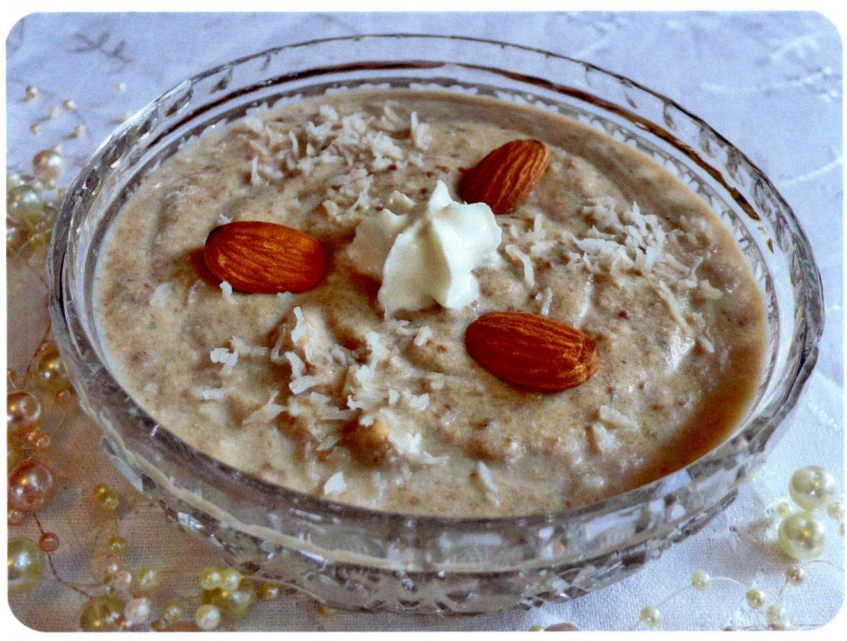

Schon gewusst?

In der Medizin dienen Feigen vor allem als mildes Abführmittel.
Feigen (*Familie: Maulbeergewächse*) sind leicht verdaulich und
reich an Ballaststoffen, Vitaminen und Mineralstoffen. Sie haben
einen hohen Zuckergehalt: Frische Feigen enthalten ca. 16%
Zucker, getrocknete rund 60%.
(Quelle: Brockhaus: Ernährung Gesund essen, bewusst leben)

„Frag nicht, was das Leben dir gibt, frag, was du gibst!"

Alfred Adler

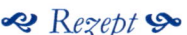

❧ *Rezept* ❧

Zutaten für ca. 4 Personen:

- 100 g getrocknete süße Feigen
- 1 reife Banane
- 200 ml süße Sahne
- 5 Walnüsse
- 5 Mandeln
- ca. 225 ml abgekochte Milch
(1 TL Kokosraspel zum Garnieren)

Gewürze:

- ¼ TL Kardamom

- Feigen waschen, Spitze abschneiden und in Stückchen schneiden
- Feigen in ca. der Hälfte der bereits abgekochten und gekühlten Milch für ca. 15 Min. einweichen
- Die eingeweichten Feigen mit einem Stabmixer pürieren
- Eine Banane, restliche Milch und Kardamom zu den pürierten Feigen hinzufügen
- Alles zusammen pürieren
- Separat Sahne steif schlagen
- Sahne in die zuvor pürierten Feigen unterrühren
- Walnüsse und Mandeln in kleine Stücke schneiden und untermengen
- Das Dessert kühl stellen, evtl. schon vor dem Kaltstellen in die Schälchen verteilen und ggf. mit Kokosraspeln garnieren

„Es gibt Wichtigeres im Leben,
als beständig dessen Geschwindigkeit zu erhöhen."

Mahatma Gandhi Ji

Milchreis
Kheer

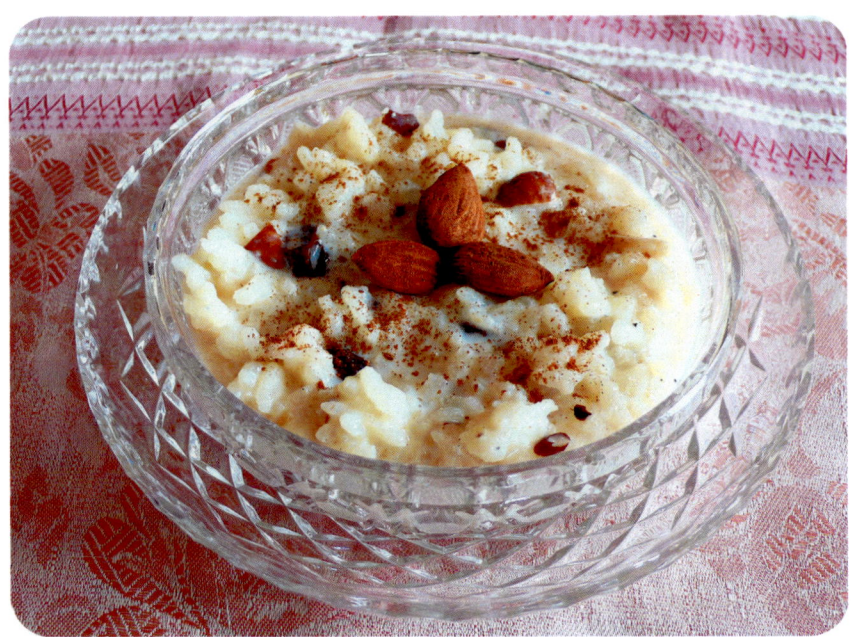

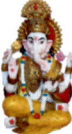

Schon gewusst?

Rundkornreis: Hat etwa 5 mm lange rundliche Körner, die beim Kochen Stärke verlieren und daher sehr weich werden.
Reis wirkt aufgrund seines relativ hohen Kalium- und geringen Natrium-gehalts entwässernd. Naturreis liefert sehr hochwertiges Eiweiß sowie größere Mengen Vitamin B1, B6, Niacin, Biotin, Vitamin E, Magnesium und Mangan, aber auch viele Ballaststoffe.
(Quelle: Brockhaus: Ernährung Gesund essen, bewusst leben)

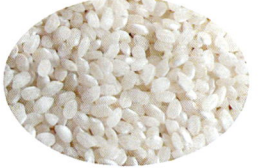

Rundkornreis

„Auch in einem Rolls-Royce wird geweint,
vielleicht sogar mehr als in einem Bus."

Françoise Sagan

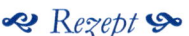

❧ *Rezept* ❧

Zutaten für ca. 4 Personen:

- 150 g (ca. ½ Tasse) Rundkornreis
- 9 Mandeln
- 2 EL Rosinen
- ca. 800 ml (ca. 3 Tassen) Milch

Gewürze:

- ½ TL Kardamom
- 3 Safranfäden
- 2 ½ EL Rohrzucker

- Mandeln in Stückchen schneiden
- Reis in einem großen Topf waschen und das Wasser abgießen
- Milch hinzufügen und für ca. 30 Min. einweichen
- Safranfäden separat in einem Schuss warmem Wasser für ein paar Minuten einweichen
- Restliche Zutaten und Gewürze sowie den Safran mit dem Einweichwasser in den Reis hinzufügen
- Reis zugedeckt mit einem **Deckel ohne Loch** vorsichtig kurz aufkochen
- Immer wieder umrühren
- Sobald die Milch unter dem Deckel leicht zu sehen ist, den Topf sofort auf eine kalte Platte stellen und zugedeckt den Reis quellen lassen.

  Bitte den Topf nicht mehr öffnen!
  So kocht der Reis schonend im Dampf

- In Schälchen füllen und ggf. mit ein paar Mandelblättchen garnieren

Tipp: Kheer kann warm oder leicht gekühlt serviert werden.

„Wenn die Pflicht ruft, gibt es viele Schwerhörige.“

G. Knuth

Grieß-Halva

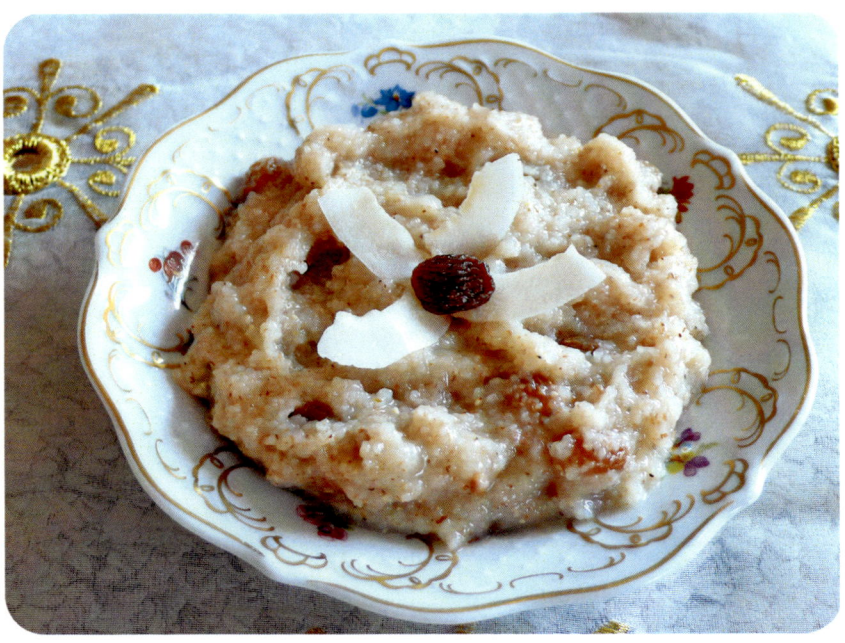

Schon gewusst?

Diese Nachspeise ist sehr nahrhaft.
Grieß wird ähnlich wie Mehl hergestellt, jedoch wird die Mahlstufe
anders eingestellt. Vollkorngrieß ist zu bevorzugen, da hierbei die
wichtigsten Nährstoffe erhalten bleiben.
(Quelle: www.wikipedia.org)

*„Arm ist nicht der, der wenig hat, sondern der,
der nicht genug bekommen kann!"*

Jean Guehenno

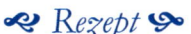

❧ Rezept ❧

Zutaten für ca. 4 Personen:

- 125 g Grieß
- 1 ½ EL Ghee
- 1 ½ EL Rosinen
- 5 Mandeln
- ca. 700 ml Wasser oder Milch
- 12 dünne Scheiben frische
  Kokosnuss (zum Garnieren)

Gewürze:

- 6 EL Rohrzucker
- ⅓ TL Kardamom

- Mandeln in kleine Stücke schneiden
- Falls vorhanden: von einer frischen Kokosnuss ca. 12 dünne Scheiben für die Verzierung abschneiden
- Zucker im Wasser auflösen
- Ghee in einen Topf mit dickem Boden geben
- Grieß hinzufügen und unter ständigem Rühren leicht anbraten
- Alle restlichen Zutaten und den Kardamom untermengen
- Nach und nach Wasser oder Milch dazugeben und ständig rühren
- Hitze reduzieren und kochen bis der Grieß gar ist
- Halva in Schälchen mit Kokosscheiben garniert servieren

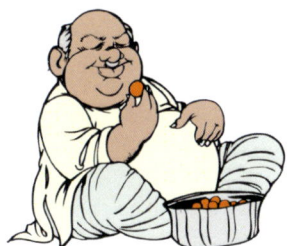

„Gedanken sind wie Haare.
Die meisten sind wertlos,
sobald sie den Kopf verlassen haben."

Werner Mitsch

Karotten-Halva
Gajar ka Halva

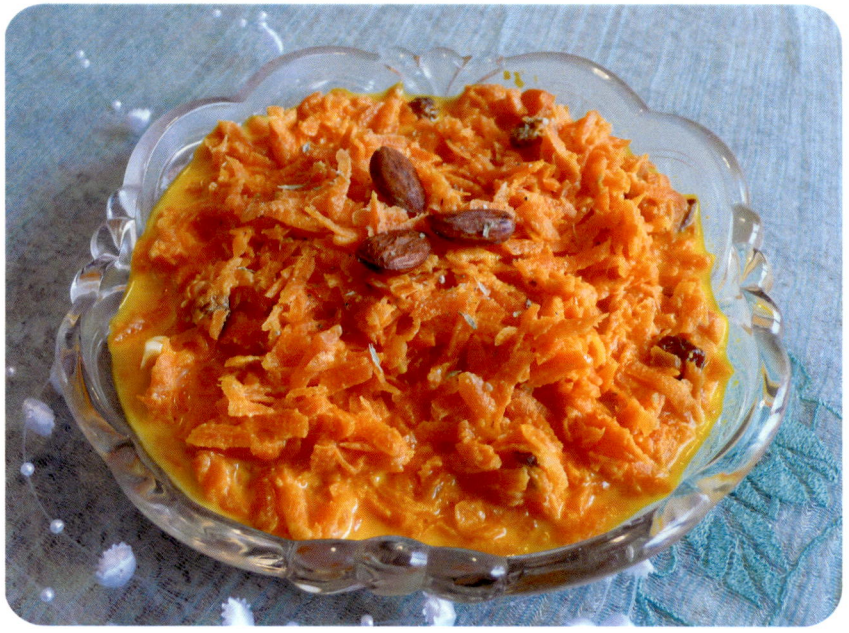

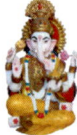

Schon gewusst?

Karotten-Halva ist eine gesunde Nachspeise.
Karotten (*Familie: Doldenblütler*) haben einen besonders hohen
Gehalt an Betakarotin, das vom Organismus leichter resorbiert
werden kann, wenn die Mohrrübe in zerkleinerter und gegarter
Form mit etwas Fett verzehrt wird.
(Quelle: Brockhaus: Ernährung Gesund essen, bewusst leben)

*„Wir selbst müssen die Veränderung sein,
die wir in der Welt sehen wollen."*

Mahatma Gandhi Ji

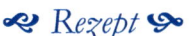

❧ Rezept ❧

Zutaten für ca. 4 Personen:

- 800 g Karotten
- 2 EL Rosinen
- 8 Mandeln
- 2 EL Ghee oder Butter
- ca. 450 ml Milch

Gewürze:

- ½ TL Kardamom gemahlen
- 2 Prisen Muskatnuss
- 3 EL Rohrzucker

- Karotten waschen, schälen und fein raspeln
- Mandeln in Stückchen schneiden
- Ghee oder Butter in einen Topf geben und die Karotten für ca. 5 Min. andünsten (immer wieder umrühren)
- Gewürze dazugeben
- Milch, Rosinen und Mandeln hinzufügen
- Für ca. 7-10 Min. kochen
- In Schälchen füllen und ggf. mit ein paar Mandelblättchen garnieren

Tipp: Karotten-Halva kann warm oder leicht gekühlt serviert werden.

„Auch aus Steinen, die einem in den Weg gelegt werden, kann man Schönes bauen."

J. Wolfgang von Goethe

Gurh mit Fenchel

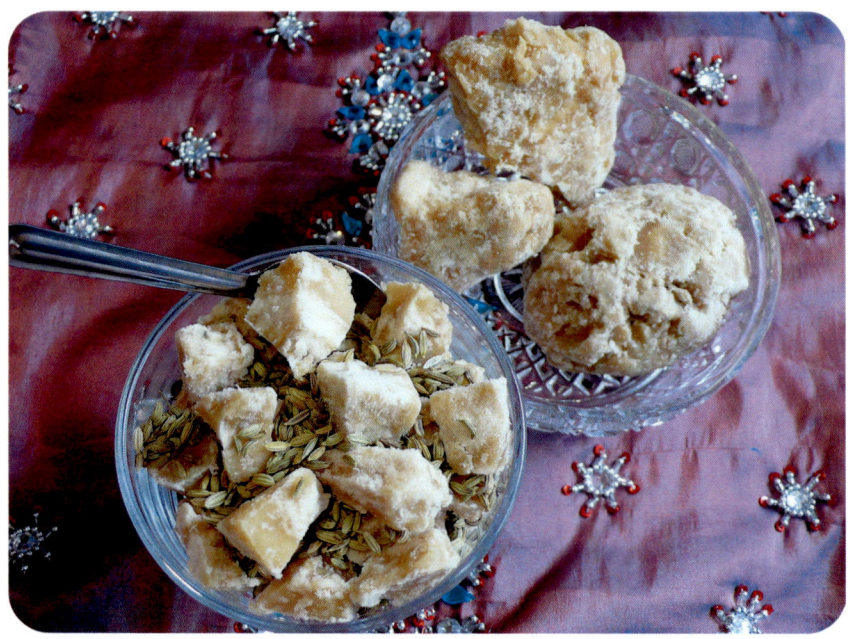

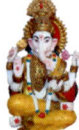

Schon gewusst?

Gurh wird aus Zuckerrohrsaft (*Familie: Süßgräser*) hergestellt.
Die süße Eigenschaft des Gurhs stimuliert das Verdauungsfeuer
in unserem Magen.
Fenchel ist verdauungsfördernd und reduziert Blähungen.

„Es gibt 1000 Krankheiten, aber nur eine Gesundheit."

Arthur Schopenhauer

❧ *Rezept* ❧

- Asiatischer Fenchel in einer Pfanne ohne Fett kurz anrösten (nicht verbrennen)
- Fenchel in einen Behälter füllen
- Gurh in kleine Stücke schneiden
- Gurh zum Fenchel hinzufügen

Tipp: Nach jeder Hauptmahlzeit mit einem kleinen Löffel ein kleines Stück Gurh und etwas geröstete Fenchelsamen herausnehmen und kauen.

* * *

Basilikum / Tulsi

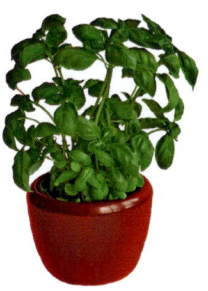

Der Name Tulsi (auch als Königsbasilikum oder Heiliges Basilikum bekannt) bedeutet aus dem Sanskrit übersetzt „Die Unvergleichliche".
In der Geschichte des Gottes Krishna wird erzählt, das Krishna mit Gold aufgewogen werden sollte. Das gesamte aufgelegte Gold reichte jedoch nicht, um Ihn aufzuwiegen. Hingegen brachte ein einziges Blatt der Tulsi-Pflanze, das auf die Waagschale gelegt wurde, die Waage in Bewegung.

Gläubige Inder verehren Tulsi (auch „Königin der Kräuter" genannt) als „Lakshmi-Vishnu Ji" und sprechen ihr einen Schutz für Haus und Familie, Gesundheit, Wohlstand und langes Leben, zu. Ein Hindu-Haus ist unvollständig, wenn im Hof oder Garten keine Tulsi wächst.
Der Volksglaube besagt, dass jeder Befreiung erlangen wird, der dieser heiligen Pflanze täglich Wasser gibt. Die Menschen geben ihre Blätter ins Essen und ins Wasser, um die Bildung von Bakterien zu verhindern. Sie benutzen Tulsi z. B. bei Husten, als Verdauungshilfe, als Antibiotikum, sowie als vorbeugende Medizin. Aus ihrem Holz werden in liebevoller Handarbeit Hals- und Gebetsketten gefertigt.

Buchempfehlung

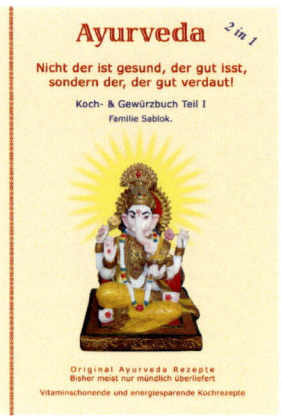

Ayurveda Kochbuch Teil I

Nicht der ist gesund, der gut isst,
sondern der, der gut verdaut!

von Familie Sablok

ISBN: 978 - 3 - 9812796 - 4 - 1

Ayurvedische Kochkurse, Termine, Infos und Kontakt unter:

info@AyurvedaKochen.de (www.AyurvedaKochen.de)